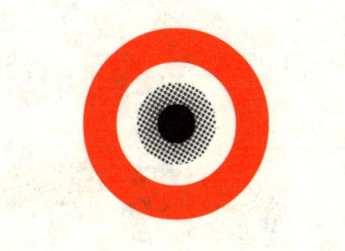

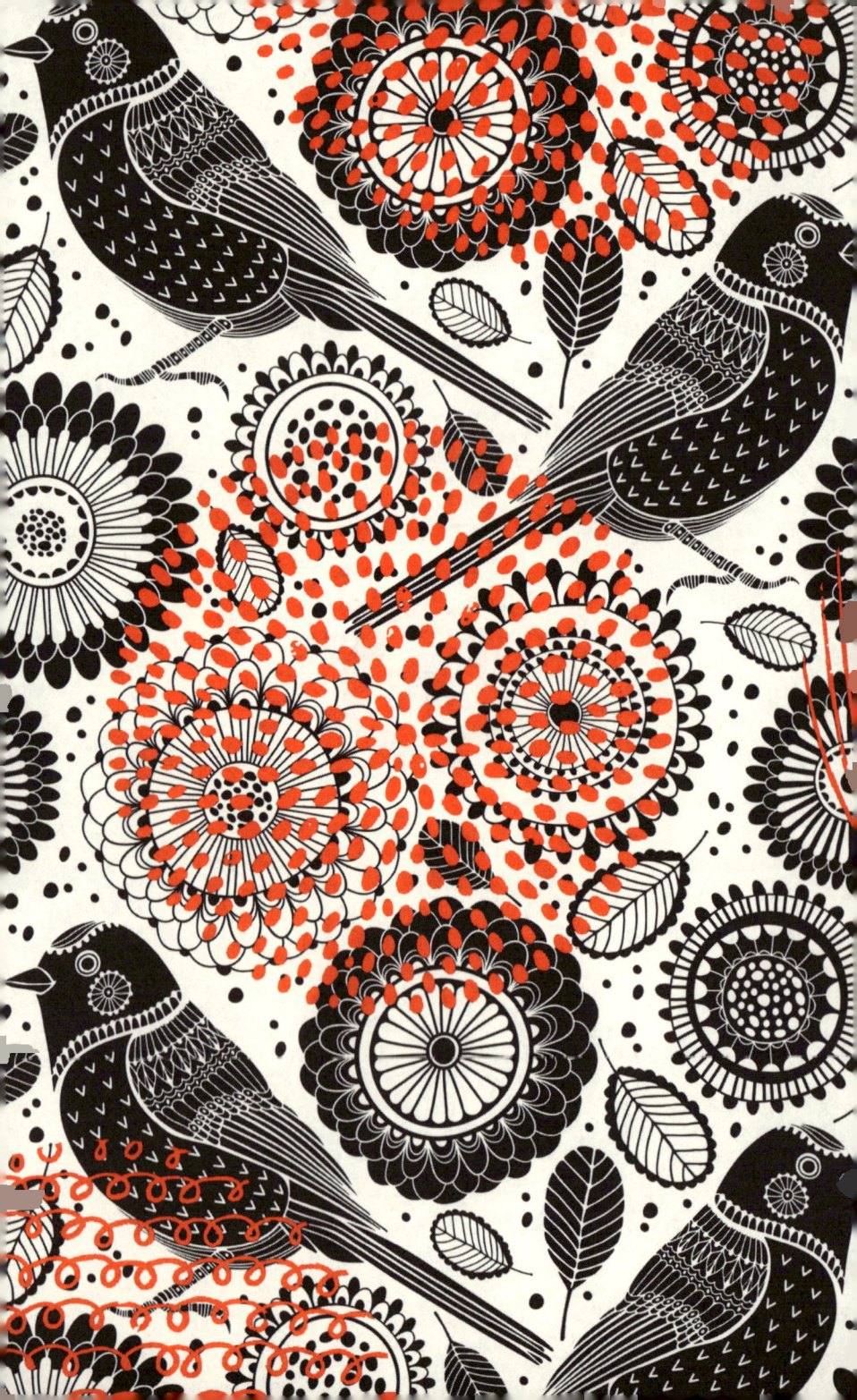

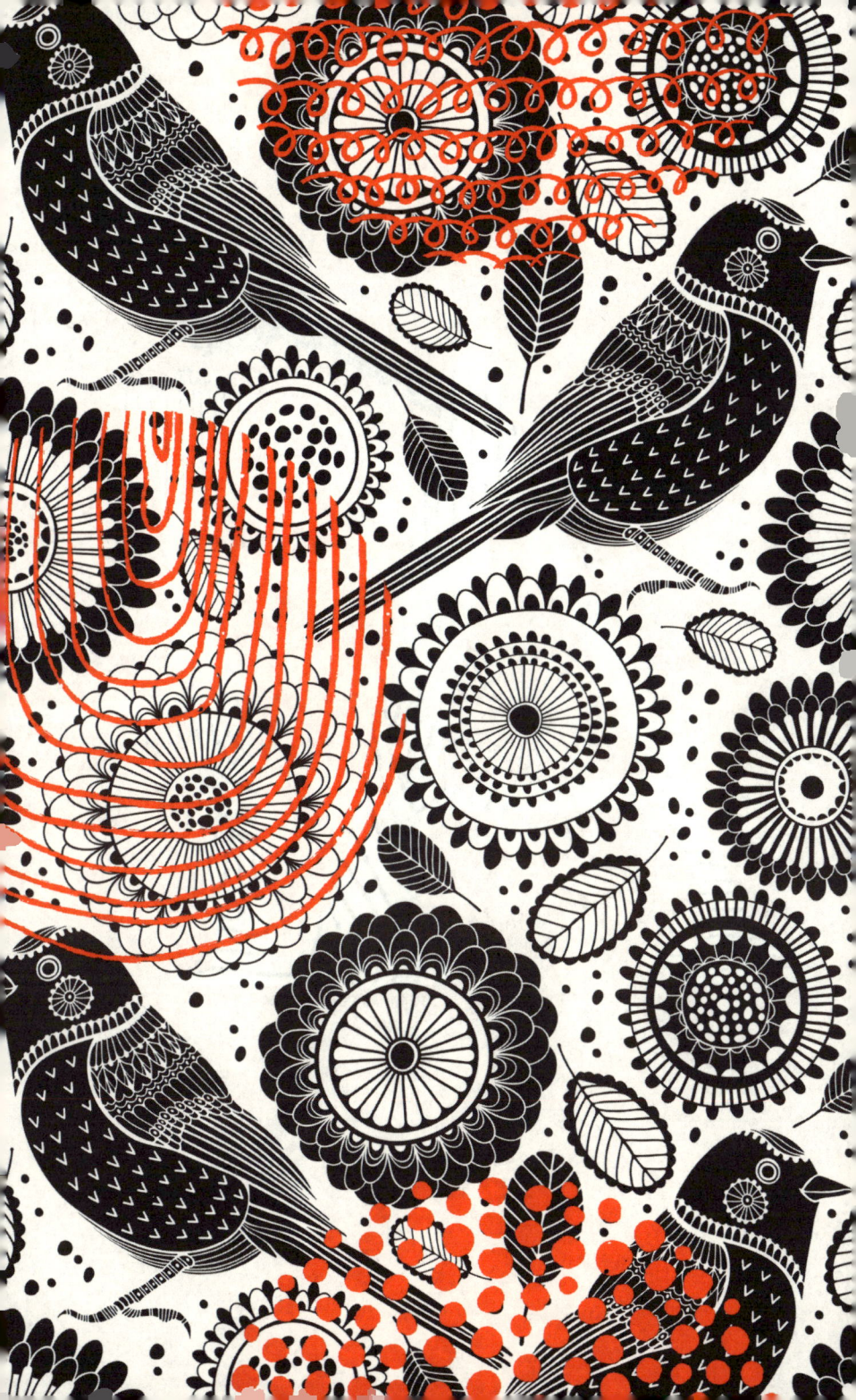

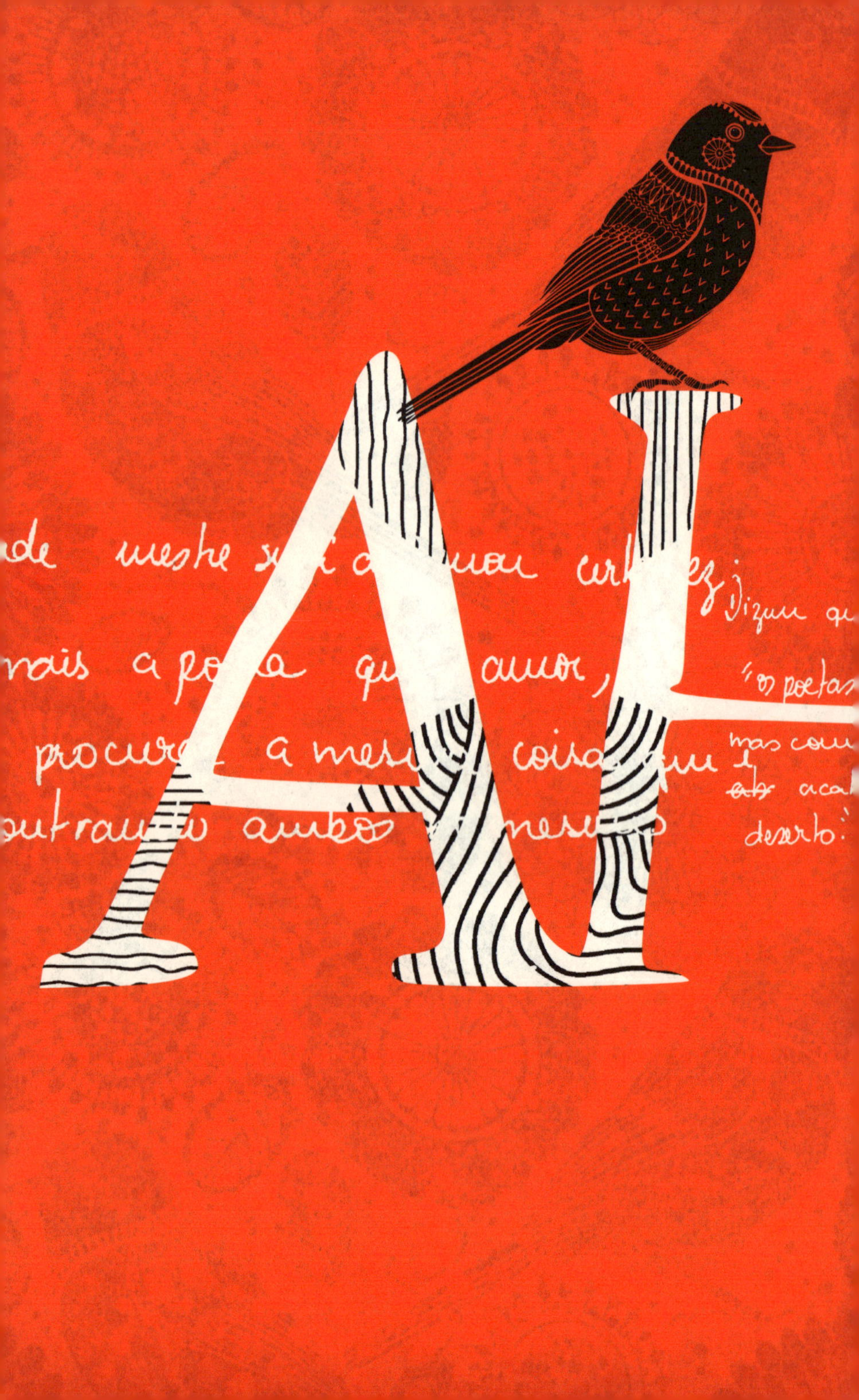

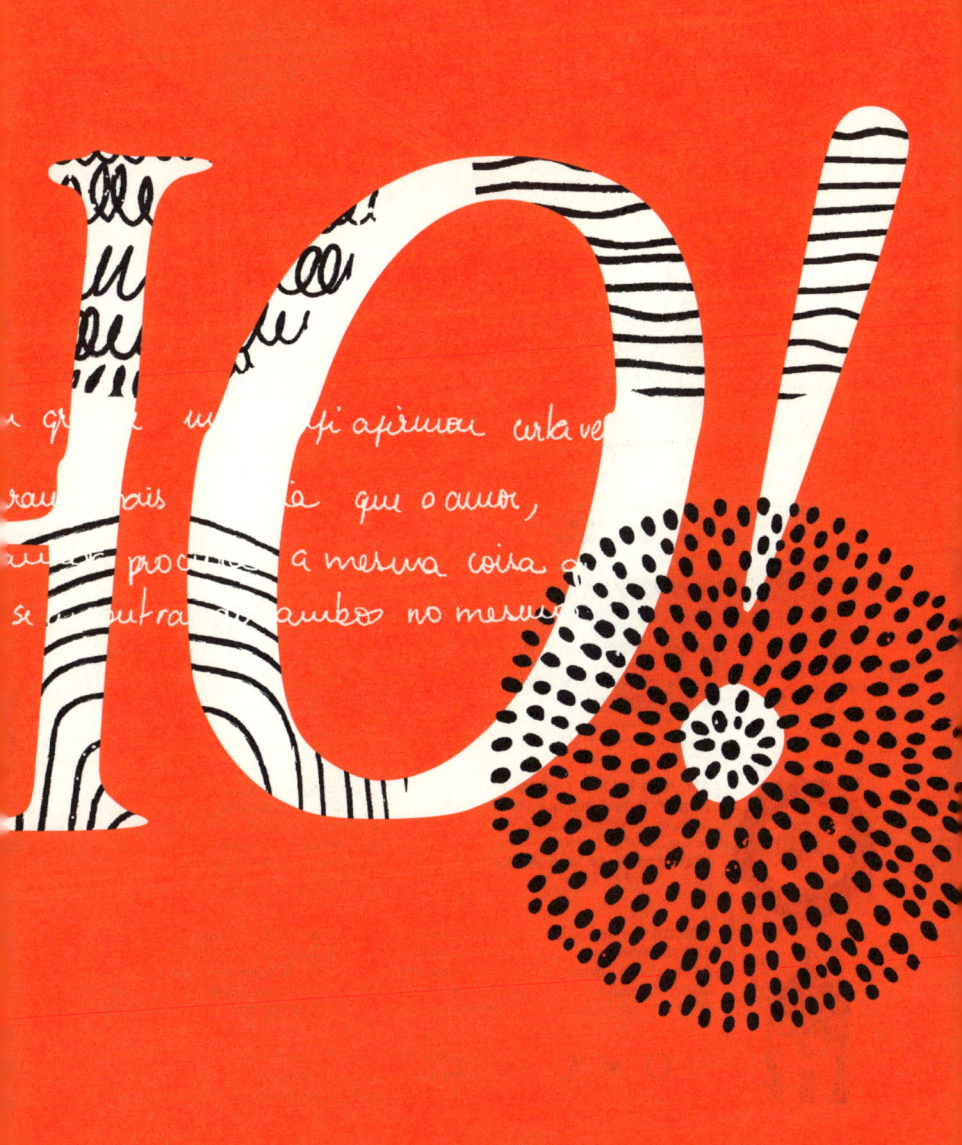

DADOS INTERNACIONAIS DE
CATALOGAÇÃO NA PUBLICAÇÃO (CIP)
Jéssica de Oliveira Molinari - CRB-8/9852

Zupo, Daniella
Amanhã hoje é ontem / Daniella Zupo.
— Rio de Janeiro : SOMOS Livros, 2021.
160 p : il, color

ISBN: 978-65-5598-118-6

1. Ensaios brasileiros I. Título

21-3106   CDD B869.4

Índices para catálogo sistemático:
1. Ensaios brasileiros

....

AMANHÃ HOJE É ONTEM

Ilustrações: Paul Gauguin
Imagens adicionais: Shutterstock e 123rf

Os personagens e as situações desta obra são muito reais e sob o sol que lá vem fazem uma caminhada decisiva pelas trilhas da existência humana, desenvolvendo uma visão mais livre e espiritualizada.

SOMOS SOL, LUA E SILÊNCIO

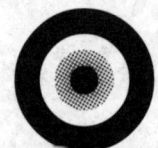

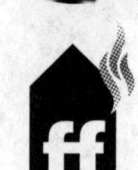

SOMOS Conselheiros
Christiano Menezes, Chico de Assis, Raquel Moritz, Marcel Souto Maior, Daniella Zupo

SOMOS Criativos
Design: Retina78, Aline Martins, Arthur Moraes, Sergio Chaves • Texto: Talita Grass, Maximo Ribera

SOMOS Propagadores
Mike Ribera, Giselle Leitão
SOMOS Família
Admiração e Gratidão
SOMOS impressos por Geográfica

Todos os direitos desta edição reservados à
Somos Livros® Entretenimento Ltda.
Coffee HouseXP® Entertainment and Media group

UMA JORNADA ESPIRITUAL
CONTRA O CÂNCER

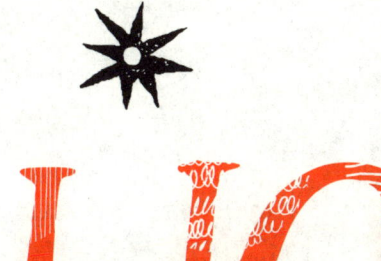

AHO!

DANIELLA ZUPO

AMANHÃ HOJE É ONTEM

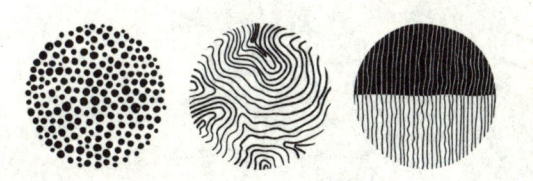

SOMOS

Sumário

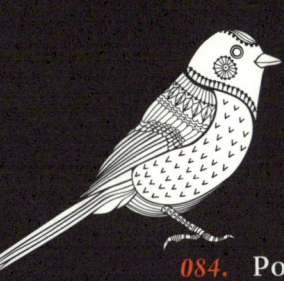

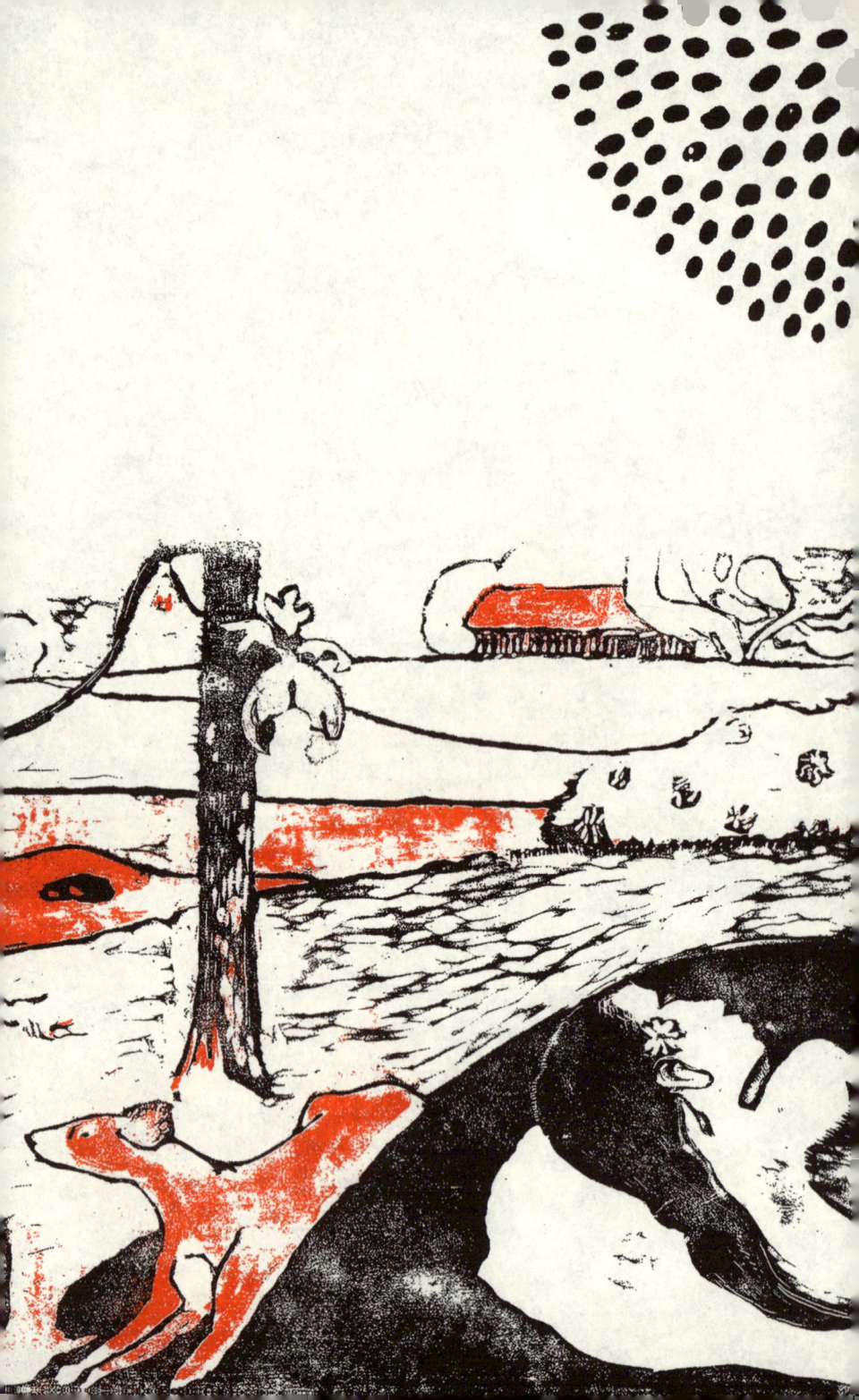

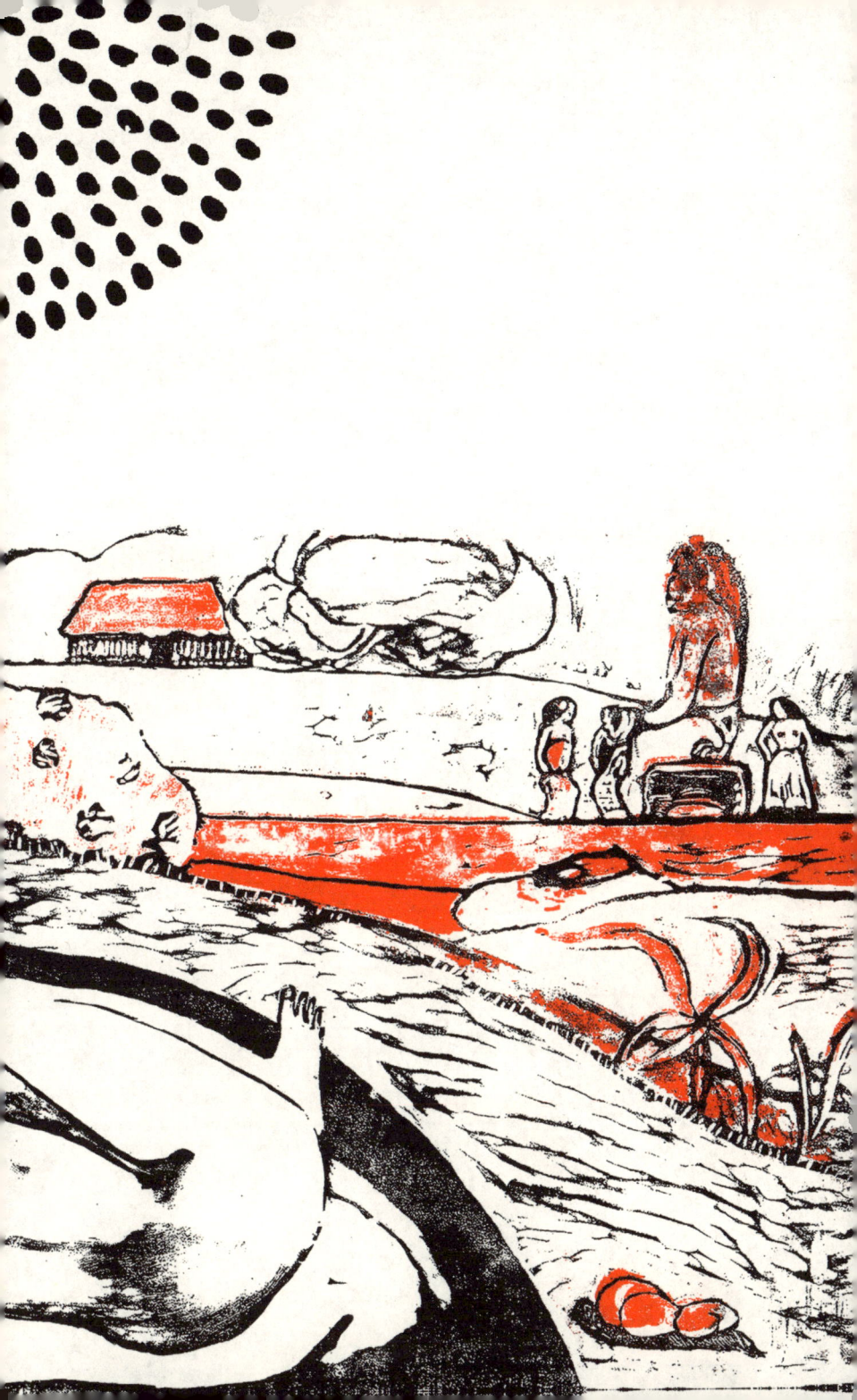

Do arroio da morte e da vida

por Marcel Souto Maior

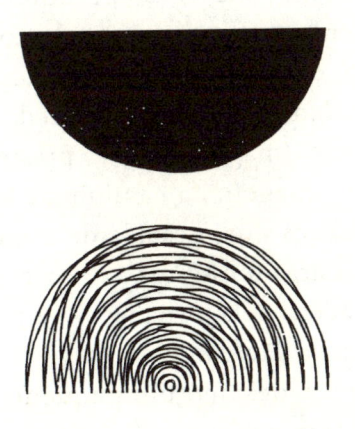

AHO (abreviação de "Amanhã Hoje é Ontem") é um achado. Nasceu de uma descoberta dura — a revelação de um câncer —, transbordou para a internet, onde assumiu a forma de uma reveladora e surpreendente websérie transmitida no YouTube, e desaguou aqui nas páginas deste livro miúdo e precioso. Um texto gerado por uma situação limite: o confronto diário, olho no olho, com a perspectiva da morte. Confronto que se transforma, no calor da luta, em revelação.

Quantas frases para sublinhar — fui sublinhando várias; quantos parágrafos inteiros para reler em voz alta aos amigos mais queridos; quantas pausas para fazer, entre uma descoberta e outra, apenas para tomar fôlego, enxugar lágrima e repensar — e muito — a nossa maneira de encarar a vida e sua companheira inseparável, a morte, esta que, muitas vezes, insistimos em ignorar.

Poético — sem ser piegas em momento algum — e potente (escrito com a coragem do coração), ᴀʜᴏ é um livro raro, desses que, depois de fechados, continuam abertos dentro de nós. Imagem de caco de vidro na areia da praia. Imagem de gato prestes a partir nos nossos braços. Imagem da caminhada lenta rumo ao mar, com a cabeça nua, despida de um chapéu difícil de tirar. Iluminuras impressas na nossa memória com extrema delicadeza pela jornalista — e poeta e filósofa e mãe — Daniella Zupo.

Para encerrar, destaco um pequeno trecho desta joia que você tem nas mãos. É para ler em voz alta e compartilhar:

> "A morte é feita do mesmo rio que a vida. Um dia a gente entra nesse rio. Um dia a gente não sai mais. Morrer é esse mergulho que a gente dá na vida e fica lá... dentro dela. O rio me disse. Eu sei."

Agora eu sei também.

Marcel Souto Maior é jornalista e roteirista, autor da biografia *As Vidas de Chico Xavier*.

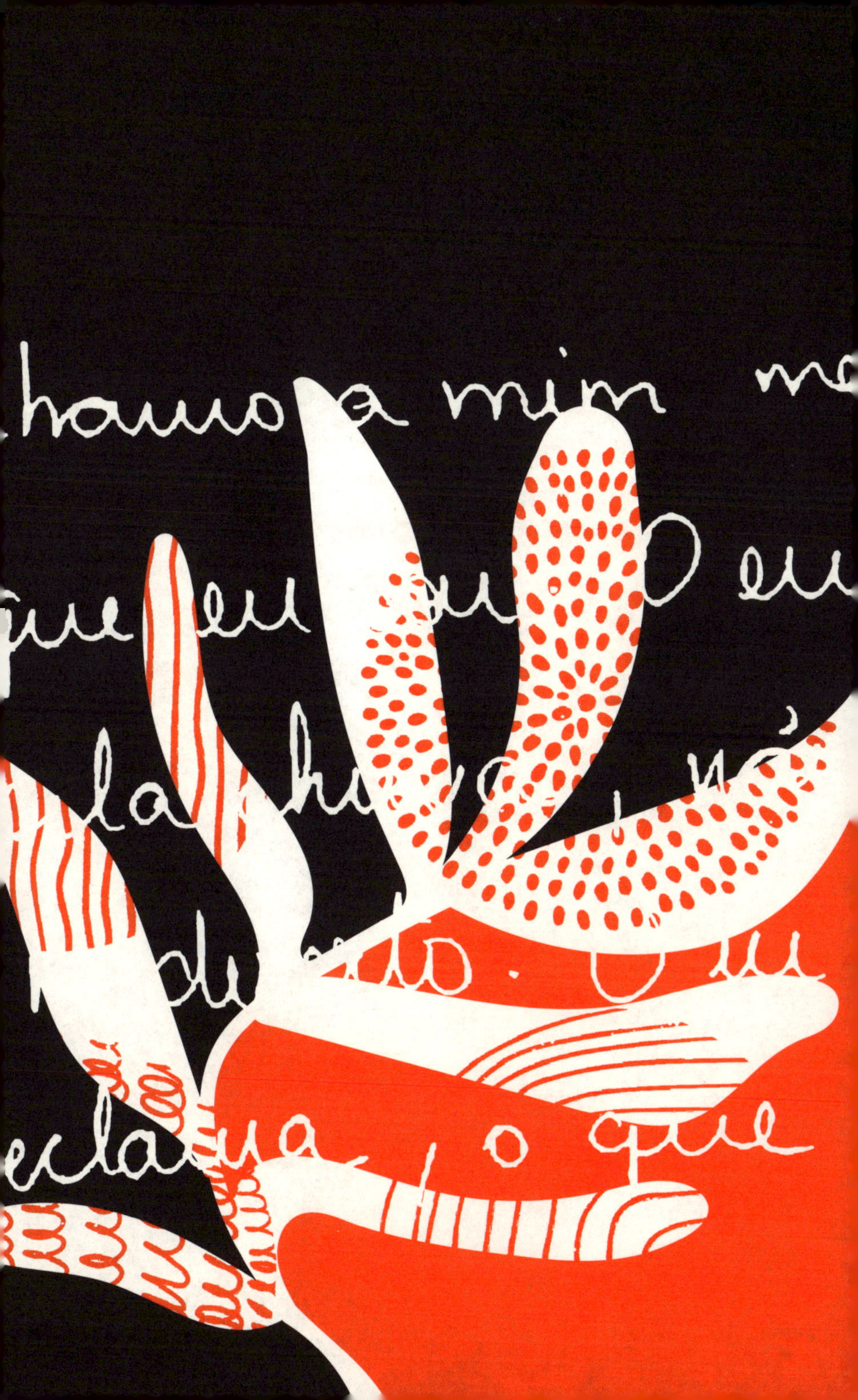

hamo a mim
que eu
o eu
o que

"I'm a-leavin' tomorrow,
but I could leave today
Somewhere down the road someday
The very last thing
that I'd want to do
Is to say I've been hittin'
some hard travelin' too"

— Bob Dylan —

Para minha filha Maria,
a quem dedico cada passo desta jornada,
mais leve por sua existência.

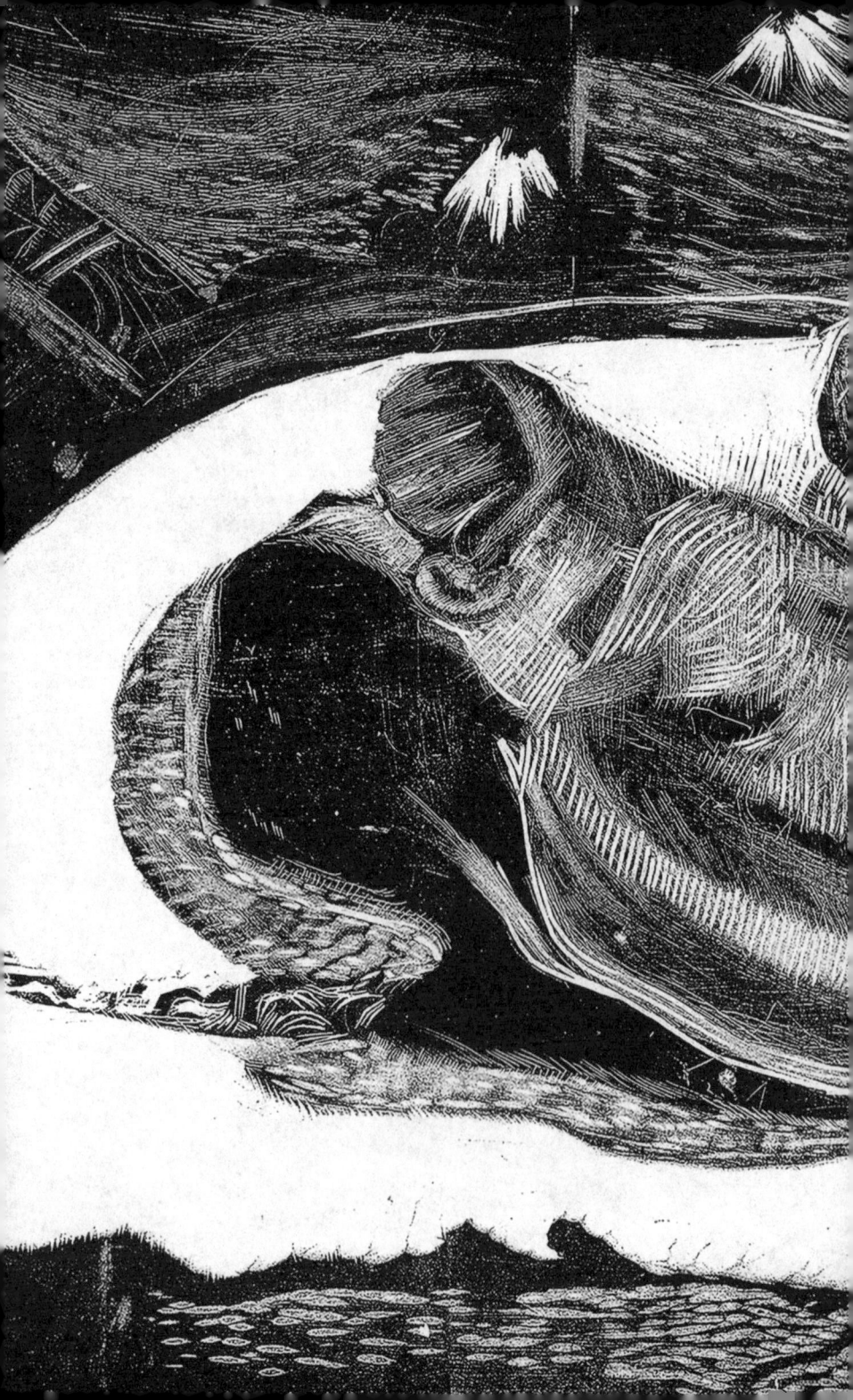

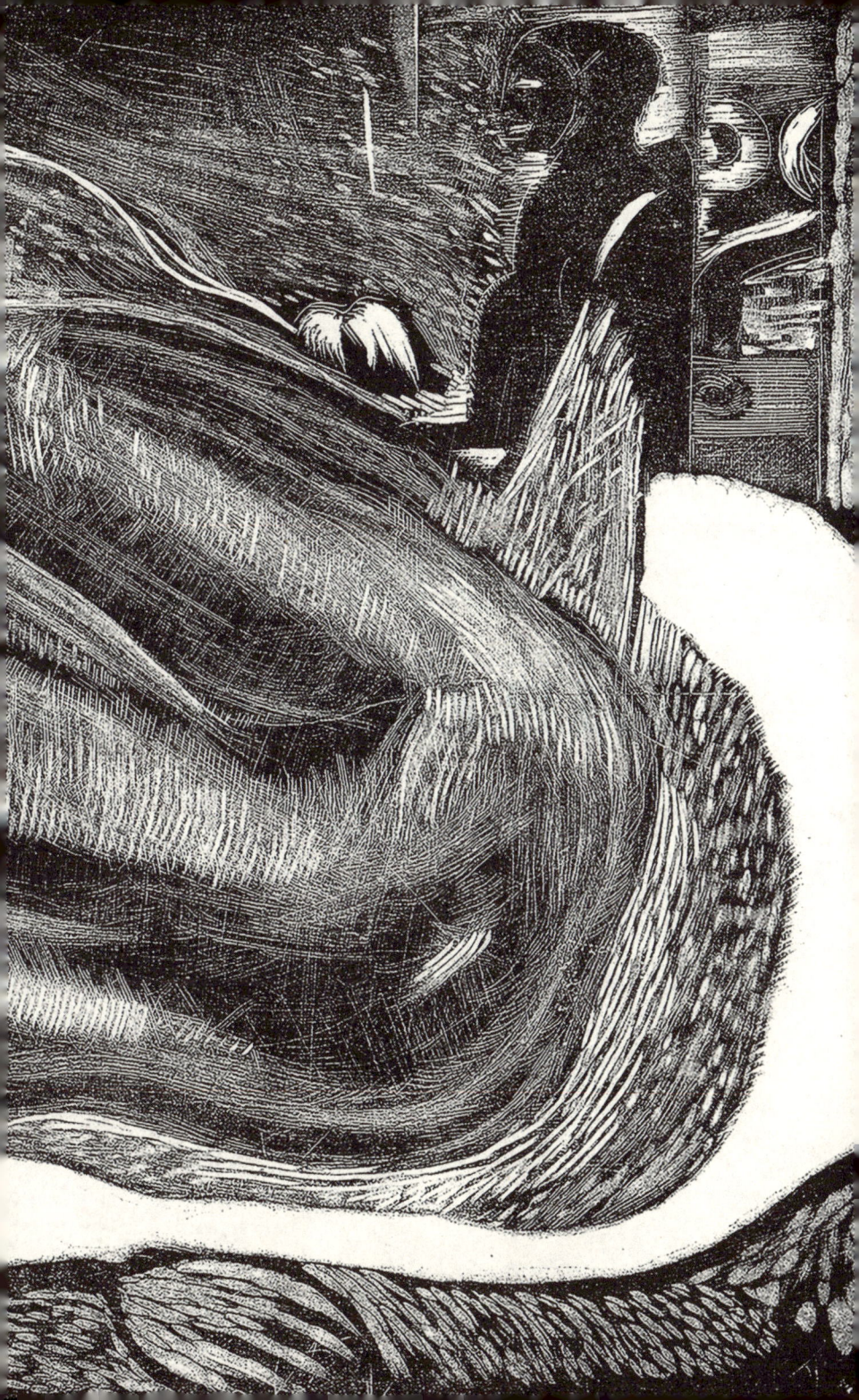

Dia Cinzento

Prefácio

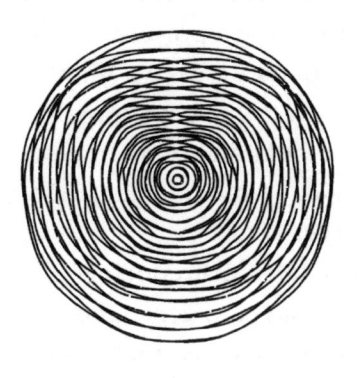

Dias antes de receber a biopsia confirmando o diagnóstico de câncer, tinha chegado às minhas mãos uma biografia recém-lançada no Brasil sobre a jornada espiritual de George Harrison. Sempre fui fã do George e de sua música, espiritual e ambiciosa, como se ele buscasse fazer de suas composições o melhor possível. Bem, esse era um livro que buscava rever e acompanhar todos os passos da jornada espiritual do Beatle capaz de abrir mão da fama a fim de se dedicar a uma vida mais espiritualizada e em consonância com suas ambições místicas, e sendo capaz, até mesmo, de abandonar a própria música por alguns anos para cuidar dos jardins de sua casa. George Harrison morreu de câncer, aos 57 anos. Resignadamente, como relatam sua família e amigos íntimos, e certo de que tinha cumprido sua jornada neste planeta.

Pedi à produção do programa que eu apresentava na TV para entrar em contato com o tradutor da edição, já que o livro foi escrito por um historiador americano. Em uma semana eu estava diante dele, realizando aquela que seria uma reportagem sobre o livro e um despertar pessoal diante da notícia mais difícil de toda a minha vida. Coincidências não existem, dizia o próprio George.

A partir disso, já com a reportagem concluída e exibida, me vi às pressas com dezenas de exames urgentes, diagnósticos inconclusivos, mais exames, operações, decisões difíceis e um tratamento bastante agressivo para garantir a cura de uma doença cujo nome ainda é, lamentavelmente, estigmatizado como uma sentença de morte. O que eu já havia percebido, entretanto, é que o câncer também seria a chance de uma transformação interior profunda, que se refletiria de forma inevitável em toda a minha vida e na maneira de estar aqui e agora neste mundo. Cada um tem uma forma de lidar com esse diagnóstico. Mas ele quase sempre é chocante, inesperado e demanda reações rápidas, que nos exigem força e coragem. Às vezes a ficha cai rápido, às vezes apenas depois que já estamos diante do início do tratamento, ou mesmo quando o concluímos. Mas para todos é uma experiência transformadora.

Embalada pela música de George e amparada por amigos mais próximos e minha família, enfrentei a primeira fase do diagnóstico com absoluto sigilo, acreditando que precisava me esconder a fim de reunir forças emocionais e espirituais para lidar com a fase mais delicada do desafio que — eu sabia — ainda estava por vir.

Que eu depois iria me expor completamente ao contar essa jornada em uma websérie (www.amanhahojeeontem.com), era algo que eu não podia imaginar naquele momento, assim como não poderia prever todas as mudanças internas e externas que eu vivenciaria. Pois veio desse "amigo" espiritual a inspiração para aquele que seria o meu mantra pessoal nessa jornada: "O nascer do sol não dura a manhã toda. Um céu carregado de nuvens não dura o dia todo. Tudo vai passar".

É esse o mantra que gostaria de dividir com você, sem pretensão nenhuma de minimizar a dor, a tristeza ou mesmo a incompreensão que uma experiência como essa pode provocar — em nós e em quem está ao nosso lado. Mas se arriscarmos o nosso melhor, que é sempre o amor que podemos dar e receber, sairemos daqui mais humanos e maiores.

Quero dizer a você, que enfrenta o seu dia cinzento, que tudo vai passar. Inclusive nós, na hora marcada. E isso é uma razão a mais para viver intensamente e, também, buscando ser aqui e agora a nossa melhor versão.

cidi negociar com o universo. Enquant
la praia, pedi que, se eu piasse por aq
a doci
u diva
zou
a brau
o mar
i semp
pensei
Se qu
Jo gar
volver
no ca
ldauk
de vidr
os sino
a isso. Pra tirar - ainda que um pedaço
r." A voz dentro de mim dizia. Não im
lo queria dizer... dizia. E eu sabia

eu decidi negociar com o universo. Enquanto
pela praia, pedi que, se eu passasse por a
~~er~~. Pra n
to de vid
caco de
do az
a onda
s. Olhei
o que pa
tar? En
poderia
a um pe
lixo. Eu
s lá. La
um pare
pessoas r
um pedaço
o mar. A voz dentro de mim dizia. Não
quilo queria dizer... dizia. E eu sabia
ava. em seu lugar.

Barcos pela noite

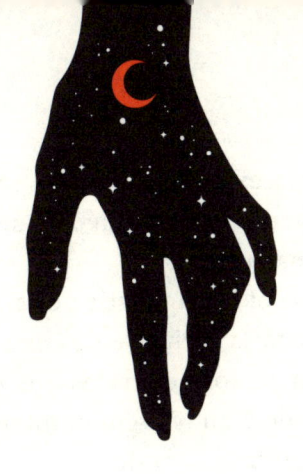

Receber o diagnóstico de um câncer me deu outra dimensão do que pode ser a minha existência humana ou mesmo de redimensionar a minha relação com o tempo... ou, em uma perspectiva mais espiritualizada, a minha passagem por este planeta.

O câncer é uma bolada nas costas... esse foi meu primeiro sentimento. Como se a vida lhe traísse quando você menos espera. Quando você não está jogando. Mas depois do impacto e da dor, você percebe que não está sozinho. Esse é um diagnóstico que atinge milhões de pessoas em todo o mundo, assim como milhões de pessoas passam por situações terríveis, sem que você se dê conta. Você pode se sentir traído pela vida. Ou desperto. Sentir que ali começa uma jornada longa e difícil, mas que pode lhe trazer renovação e revolução à sua vida.

Porque se há uma experiência que se repete nesse processo, é o sentimento de que ninguém será o mesmo depois de uma jornada assim.

Desde que recebi o diagnóstico de um câncer agressivo, que me afastaria inclusive do meu trabalho na TV, ouvi de algumas pessoas queridas que eu não merecia isso. Mas a verdade é que ninguém merece. O que decidi fazer foi ressignificar essa dor.

Acho que a primeira parte de qualquer cura é aceitar que estamos doentes. O que não é fácil. Em um mundo de falsas perfeições e modelos de eficiência, é preciso aceitar um tipo de fragilidade que requer coragem para sair da curva. Mudar o curso, diminuir o ritmo, fazer a pausa… a pausa de mil compassos. É preciso paciência para se aceitar frágil, vulnerável, dependente, vencível e diante de algo muito, muito maior que a gente.

Em tempos apressados, a grande mentira é que para tudo há um remédio, apenas porque não aguentamos a dor. Mas ela está lá, apesar do que nos digam. Então aprendi que a única maneira de lidar com ela é não negando a sua existência.

É preciso aceitar: a dor, as nossas limitações e a tristeza, para só então encontrar essa outra potência, completamente humana, forjada a água, terra, fogo e ar. Tudo em nós. O nosso eixo fundamental.

Amanhã hoje é ontem? É uma pergunta que a minha filha me fez quando tinha 5 anos e tentava entender a diferença entre os tempos: passado, presente e futuro.

Pois hoje sou eu quem responde de maneira afirmativa: sim, amanhã hoje é ontem. Tudo está conectado. E tudo vai passar.

Por isso escrevo, faço filmes... para me salvar. Do vazio, da tristeza ou apenas do pensamento neurótico que só vai me fazer andar em círculos.

E porque estou certa de que a única direção possível neste deserto é a busca pelo que me comove. Não a beleza, essa óbvia, mas aquela ao alcance de quem queira vê-la. Queira ser bom, queira ser compassivo. Queira ficar quieto quando diante de uma outra beleza. Que então apenas olhe para nós e, por um instante, se reflita em nós.

E nesse momento estamos salvos. E estaremos. Sempre.

O
rio

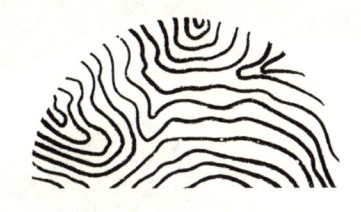

Dei para conversar com os sonhos. Dei para ter lembranças de mim.

Chamo a mim mesma por dois nomes: a que eu era e a que sou.

O eu que atravessou tempestades agradece pela chuva, não pragueja contra o sol escaldante. Caminha no deserto.

O eu que mais sofreu é o que menos reclama, o que agradece o entendimento, porque calou o ego. Ainda que, constantemente, converse com ele, já reconhece sua verdadeira voz.

O eu que sabe o que é a dor aprendeu mais sobre o amor. Parou de olhar para a ausência. Não guarda mágoas, mas não quer mais perder tempo.

Em um desses sonhos, sonhei com um moço que o rio levou. Eu vi o olhar do moço. Era triste, mas era o olhar de quem entendia tudo. Mas foi o rio, não o moço, quem falou comigo. E disse para mim que os homens não o entendem bem e que têm medo é do que está dentro deles desde o dia em que nascem:

"A morte é feita do mesmo rio que a vida. Um dia a gente entra nesse rio. Um dia a gente não sai mais. Morrer é esse mergulho que a gente dá na vida e fica lá… dentro dela."

O rio me disse. Eu sei.

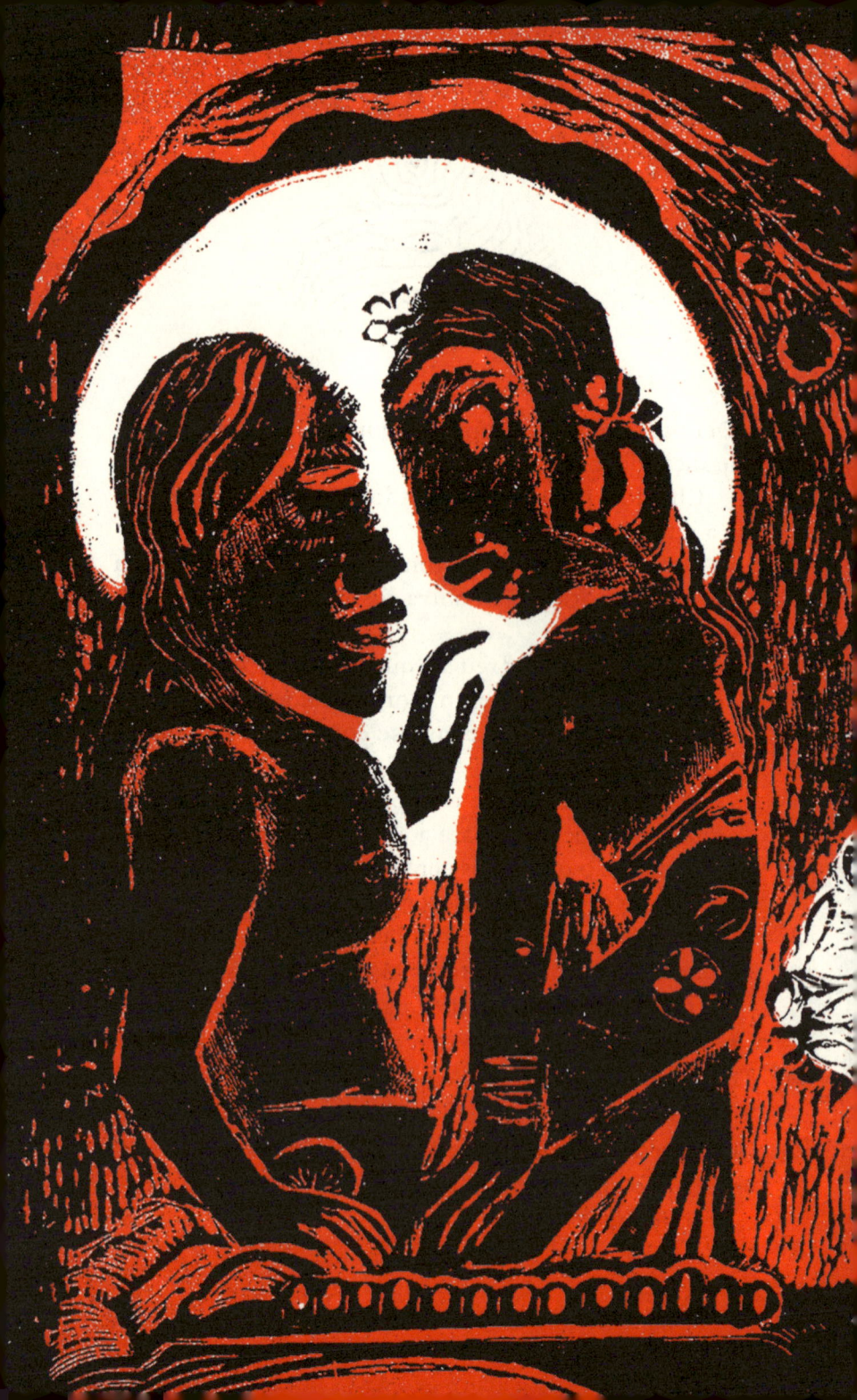

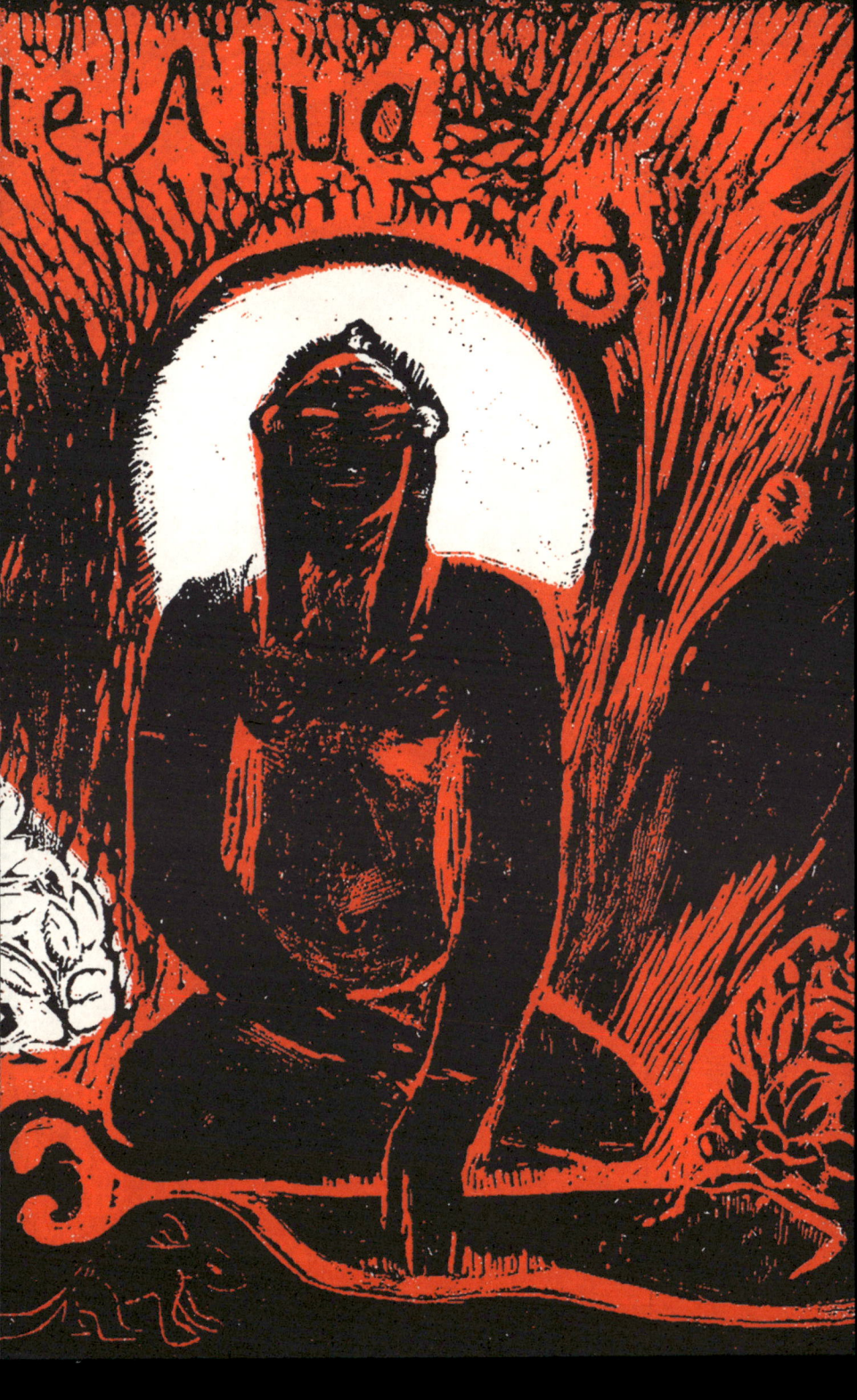

AHO, a unidade **mística** de todas as coisas

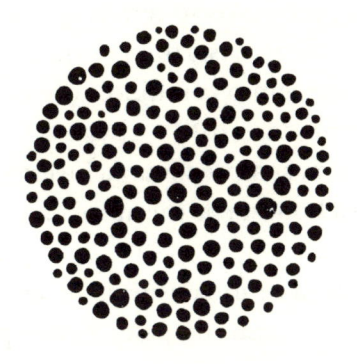

Enquanto editava a websérie, naturalmente criei uma "abreviação" para ela, sobretudo na troca de e-mails com a equipe. "Amanhã hoje é ontem — Diário de um câncer" é um nome relativamente longo. E daí surgiu AHO, que eu, talvez pela fluência do alemão, pronunciava sonorizando o H como R, como nesse idioma. E assim AHO virou, ao pronunciá-lo, ARRÔ.

Conto isso para dizer que não tinha absolutamente nenhuma noção do misticismo por trás da abreviação que acabou sendo mais usada que o próprio nome da série, sobretudo nas redes sociais. Apenas quando publiquei a série é que descobri que AHO era também o nome de uma prece xamânica que invocava todos os seres do universo à grande unidade na qual todos fazemos parte do grande mistério da vida. AHO é AMÉM.

Como eu aprendi com George (Harrison), coincidências não existem. Nós só temos que seguir os sinais, como os beduínos no deserto, que andam sem bússolas porque (re)conhecem o caminho. Afinal, como conhecer o caminho no deserto?

AHO, para mim, sempre foi uma investigação interior. E uma tentativa honesta de me aproximar da minha própria humanidade.

Assim, cumpria-se uma espécie de autoprofecia. Vivenciar a morte — sim, na pele, a cada picada, a cada veneno que se deixa entrar na veia — é uma maneira de acreditar na vida. Não a pequena vida, feita de disputas, contratos, acordos, responsabilidades e milhagens acumuladas do mesmo e diário trajeto, mas a grande vida, aquela que desaprendemos. Aquela para a qual todos nós fomos destinados em nossa mais profunda humanidade: a compaixão e o amor.

Se o leitor mais apressado considerar que isso é uma visão religiosa da existência, afirmo que ele está certo. Mas religião em seu sentido etimológico, ou seja, de religação com o divino que há em nós. Que seria o oposto da divinização do eu, desse padrão egocêntrico de felicidade, em que corro atrás de coisas que serão substituídas então por outras coisas e por outras coisas. Não por acaso corremos para a próxima loja, a próxima viagem, o próximo post nas redes sociais. Porque não aguentamos o silêncio eloquente de nossas existências. Não por acaso queremos a resposta rápida. Não por acaso a "aposentadoria" nos faz tanto mal. Quando deixarmos de cumprir nossas milhagens, para onde iremos?

Não por acaso tememos a morte. Porque o sentido que a vida adquiriu nesse modelo pré-fabricado de sucesso e felicidade é vazio e enganador. Faz a gente acreditar em todos os medos que a nossa mente nos conta. Faz a gente acreditar que possuímos coisas ou pessoas, quando não possuímos nem a nós mesmos. E a mente — como diz o ditado - é um ótimo servo e um péssimo senhor.

A unidade mística de todas as coisas sempre esteve em um lugar além da mente. Todos que a perceberam sabem disso. Ou melhor, descobriram. Mas, como diz outro ditado: "Ninguém saberá se a água da bacia está quente ou fria sem colocar a mão nela". E, cá entre nós, acho que todos têm opiniões demais e experiências de menos.

Viver é se decidir por enfiar a mão na bacia... e descobrir que a água é muito mais que a sua temperatura.

Coragem é a força que vem do coração

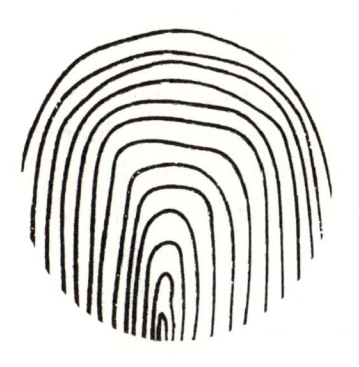

Que a palavra "coragem", em sua origem, vem do coração, não é novidade. Mas o que isso nos aponta pode abrir novas perspectivas do que seja um enfrentamento a partir da nossa essência mais profunda, um lugar além do nosso intelecto. O coração é a morada dos sentimentos, ou seja: enfrentar algo com o coração é fazer contato com nossos sentimentos, sejam eles nossas dores ou necessidades mais profundas.

Encarar uma situação-limite nos impulsiona a esse lugar, como se o nosso corpo e a nossa alma soubessem que, diante do perigo, não podemos vacilar. E é aí que um aspecto mais profundo, atávico, de nossa psique, passa a atuar, de maneira instintiva, para nos salvar, seja lá do que for. Mas se resistirmos e reagirmos a partir da dualidade habitual que a mente nos oferece, perdemos essa força atávica. Iremos logo identificar como negativa uma experiência que, na verdade, é neutra. Claro que ninguém deve permanecer no sofrimento. Claro que queremos estar bem em todos os aspectos de nossa vida, em relacionamentos saudáveis, em trabalhos que nos garantam nossa integridade, em harmonia familiar. Mas identificar um problema é diferente de se identificar com um problema, no sentido de incorporá-lo, de se confundir com ele. Há pessoas que levam isso a extremos tão profundos que não conseguem mais se libertar desses problemas. Não conseguem existir além dessa identificação e passam uma vida inteira se definindo através de suas experiências negativas.

Diante de um problema, há uma pergunta crucial: "Este é mesmo um problema? Ou sou eu quem está problematizando uma situação?". Porque é isso que vai ampliar suas possibilidades de "resolver" a situação. Se não há nada a ser feito, a situação se resolve por si mesma.

Diante de uma grave doença, o que aprendi é que não precisamos ser valentes. Mas apenas ter coragem. Valentia é a negação do medo e, muitas vezes, da dor. Eu posso aceitar o medo e a dor e, mesmo assim, acreditar nessa força que me faz seguir. Esse poder que às vezes é de resistir, às vezes de enfrentar.

Dois lados da mesma coragem.

eu costuro

eu costuro a morte

eu costuro a morte no pé

eu costuro a morte no pé como a sombra

eu costuro a morte no pé como a sombra de Peter Pan

O
gato
preto

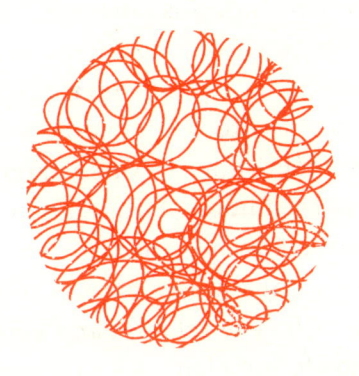

Saindo sozinha de uma consulta, em uma dessas tardes lindas de verão, entro no carro e, já na primeira curva, vejo um gato preto, parecia estar morto, deitado no meio da rua. Paro o carro automaticamente. O que aconteceu a partir daí só fui entender muitas horas depois.

Ao descer do carro, me aproximo do gato e percebo que ele tinha os olhos abertos e havia muito sangue saindo de sua boca. Pela respiração ofegante, vejo que está vivo. Vivo! A surpresa dessa percepção até hoje me causa um sentimento estranho. Porque eu havia descido do carro com a intenção de retirar o gato morto do meio da rua, para evitar que ele fosse esmagado. Um ato de respeito diante da morte. Mas agora eu estava diante de uma vida.

Olho ao redor e descubro aqueles olhares de indiferença calculada, para que não sejamos envolvidos com situações desagradáveis que não foram provocadas por nós mesmos. "Já é difícil dar conta das nossas" — a gente pode ler nos olhos dos outros. Eu tinha já o gato nas mãos quando um lavador de carros me aponta uma clínica veterinária na rua de cima. Sigo com o gato em direção a ela. Conto o ocorrido e a atendente me diz que preciso depositar um valor determinado para que o gato seja atendido. Claro, eu nem tinha pensado nisso até aquele momento. Que eu tinha alguma responsabilidade com aquele gato. A minha intenção era apenas ajudá-lo a se salvar, dar a ele uma chance.

Mas a realidade me chamava para um lado menos humano, e eu me ponho a discutir com a atendente dizendo que ele não tinha dono, ora, era um gato de rua, que eu nem sabia o que tinha acontecido com ele, se tinha sido envenenado ou atropelado, mas que ele estava vivo e eles podiam fazer alguma coisa. Eu não podia. Ela insistiu no dinheiro, eu disse que não tinha, e por uma dessas coincidências que só entendemos depois, eu não tinha nenhum cartão na bolsa; tinha saído de casa apenas para uma consulta de rotina. Ela disse que não podiam fazer nada sem o pagamento. Eu retruquei explicando que não podia deixar o gato morrer na rua e, no meio daquele ato, me dirigi às pessoas que esperavam seus animais na recepção e perguntei: "Que mundo é este, gente?".

Porque para mim o valor da vida tinha se transformado em uma coisa imensa, impossível de caber em palavras, mas perfeitamente cabível ali, entre os meus braços, na forma de um gato.

Surge então um jovem veterinário e eu me dirijo a ele, ignorando a atendente, tentando explicar em uma frase toda aquela situação. Ele recebe o gato e volta minutos depois dizendo que o gato tinha morrido e que não tinha tido tempo de fazer nada; ele já estava muito ferido e quase sem batimentos cardíacos. Dito isso, ele me entrega o gato. E eu, agora aos prantos, o carrego para fora.

Onde se enterra um gato? Olho ao meu redor, esperando que alguém me diga o que fazer. Mas ninguém me olha, a rua está subitamente vazia. Peço desculpas ao gato, me abaixo e o coloco ao lado de uma árvore. "Eu fiz o que pude, gato. Espero que você não tenha sofrido muito. Vou te deixar aqui ao lado desta arvore e espero que você descanse em paz".

Sigo, em um pranto incontrolável, sem olhar para trás. Triste, transtornada, vencida, mas em paz com minha humanidade. Respirando com todo o meu corpo. Viva.

Eu era aquele gato e aquele gato era eu.

Os
doentes
sem
doença

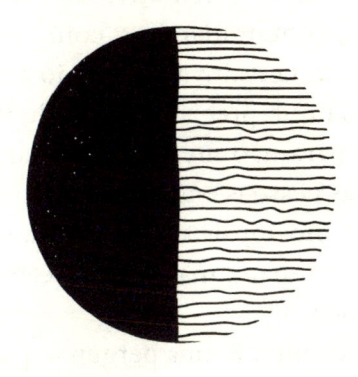

Quem é o doente aqui? Muitas vezes, no decorrer do meu tratamento, essa pergunta surgiu dentro de mim. Fosse por ouvir uma afirmação descuidada, sintoma de uma profunda desconexão por trás dessa ausência de alteridade ou empatia, fosse por constatar que a doença é mais que um diagnóstico que possa nos rotular.

Encarar uma enfermidade nos torna doentes? Ou a doença está, muito mais, na maneira como vivemos, sentimos ou não sentimos e, por consequência, vemos ou não vemos o outro? Meu psicanalista sempre me alertava: "Você não está doente; você está enfrentando uma doença". Essa foi uma chave importante para mim, para conseguir me localizar em meio a tantas incertezas, medos e questionamentos que surgiam em todo o tratamento. Assim, de alguma forma, eu me "separava" da doença, embora muitas pessoas fizessem essa associação por mim. Assim, eu preservava uma mente sã, um estado emocional são em meio a todas as invasões ao meu corpo e todas as tentativas de invadir meu campo energético, contaminando-o com um "sentimento de doença" que eu intuitivamente não aceitava. Muitas vezes eu sentia que precisava lutar duplamente: pela minha vida e para não me deixar abalar pela maneira como as outras pessoas encaravam o meu diagnóstico. Você pode até morrer de uma doença, até porque todos nós iremos morrer, mas sem ter estado doente em nenhum momento.

Quem está doente? É uma pergunta que pode parecer tola ou ingênua para quem enfrenta um diagnóstico de câncer. Mas era inevitável, porque parecia vir de um lugar além da minha mente, uma pergunta que eu sentia com meu corpo. Como se determinadas atitudes, olhares, palavras, me sinalizassem que a doença, muito mais que algo que se manifesta no corpo físico, às vezes dorme silenciosa. Pessoas doentes não adoecem fisicamente, isso não é obrigatório. E padecem de uma doença mais difícil de ser tratada, porque é assintomática. Eu penso em uma imagem: a doença como uma sombra. Algumas pessoas sabem que a possuem e vão lidar com isso, por sinal, com mais clareza. Outras não enxergam a própria sombra. Sombra no sentido do que é inconsciente. A inconsciência de si mesmo é o que não permite reconhecer a própria sombra, não permite enxergar o outro, muito menos se deixar afetar. Isso é o que eu chamo de "a grande doença". Você não precisa sentir o que o outro sente para entender o que o outro sente. Precisa apenas ouvir.

Eu conheço a minha sombra. Por isso, mesmo diante de uma enfermidade, não estou doente.

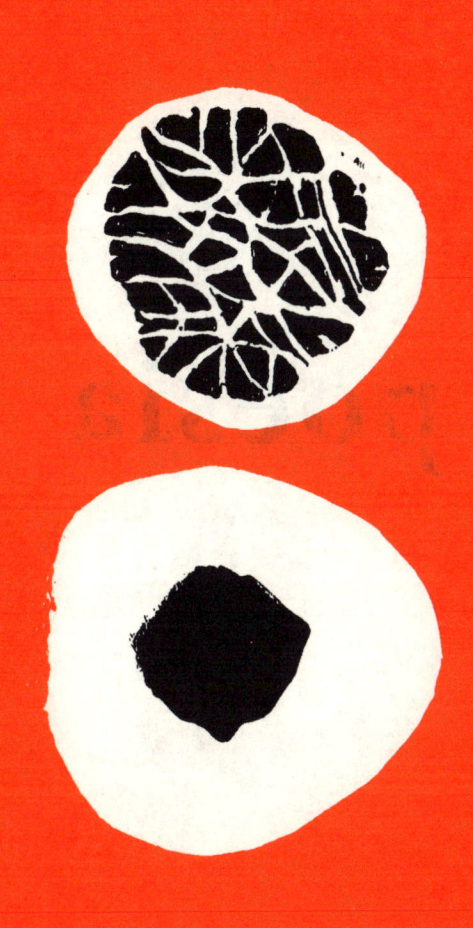

A
poesia
de um
dia

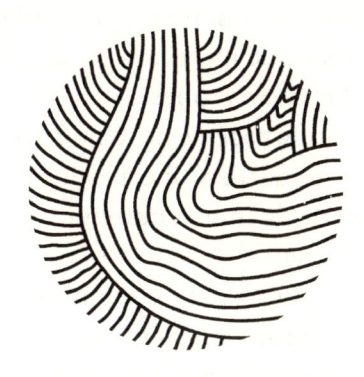

"Carrego dentro de mim muita poesia; é, como dizer, as outras vidas da minha vida."

A frase, do professor e mestre em literatura George Steiner, dita em entrevista no auge de seus 88 anos, me acordou esta manhã. Ali estava tudo que eu sempre havia sentido sobre a poesia e nunca havia conseguido explicar. A poesia sempre foi um espanto para mim. Foi assim quando aprendi a ler e descobri que havia uma outra forma de dizer as coisas. E foi assim aos 7 anos, quando algo precisava ser dito e decidi dizê-lo em poema, fato que reneguei anos depois e por muito tempo, até entender que aquilo talvez tenha sido, sim e efetivamente, o maior poema que escrevi, rasgo espontâneo, primeiro corte da minha inocência.

E assim sempre adiante: a poesia a me salvar, a conter um universo de coisas que precisam ser ditas ou apenas escritas, descritas, convertidas em palavras não para existirem, mas para nos espantarem em sua existência. A poesia como norte, a definir os caminhos que fazem sentido, as pessoas que merecem ser amadas, o que em mim precisa sobreviver. A poesia não como uma linguagem, mas como uma espécie de fé no humano. A poesia que eu absorvo e "decoro" é uma outra voz a ganhar voz em mim, a voz da minha humanidade sempre a me lembrar quem eu sou.

Enquanto leio a entrevista, leio uma ou outra mensagem nas redes sociais. Penso em como a poesia requer concentração, dessas de que o zen ou a meditação nos falam. Penso que ela apenas se finge de distraída para testar quem está atento. Não se trata de decifrá-la; nunca foi este o caso da poesia. Mas de, no máximo, buscar suas pistas e, acima de tudo, estar atento a ela para se deixar afetar. E, então, ler e sabê-la de cor. Saber de cor vem do latim "saber do coração". Ou seja: aquilo que registramos vem de uma função que não é necessariamente a do cérebro ou da mente, mas de um lugar mais profundo, mais anímico. O que gosto de chamar de "caminho de volta para casa".

Penso em Steiner e em Pessoa; em Hilda; em Vinicius e em Merwin. Penso em Whitman e Lorca; penso em Dylan e em Beethoven; em George e em Jobim e no canto dos pássaros que nos acordam antes de abrirmos os olhos. Aquele canto que é uma espécie de introdução a um grande silêncio. Ouvir uma outra voz, que irrompe dos nossos medos e condicionamentos. Que fala de quem somos e do que queremos ser.

"Viver com medo é a miséria mais profunda" — lembro-me de ter lido a frase atribuída a David Bowie. Eu não vou ter medo. Nem da morte, nem da vida. Se a poesia sobreviver em mim, muitas vidas da minha vida vão viver em mim. Assim mesmo, em pura e bela redundância.

Um caco de vidro à beira-mar

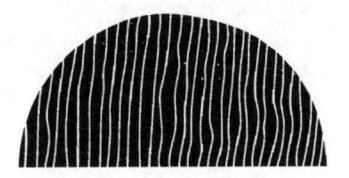

Hoje decidi negociar com o universo. Enquanto passeava pela praia pedia que, se eu vencesse essa doença, que fosse para viver. E assim eu divagava quando um caco de vidro se materializou na minha frente. Um caco de vidro marrom no branco da areia, à beira do azul infinito do mar. Fui tomada por uma onda de espanto. Sempre acreditei nos sinais. Olhei ao meu redor e pensei por um instante no que fazer com aquilo. Seguir carregando até voltar? Eu não tinha bolsos. Jogar na areia? Alguém poderia se ferir. Devolver ao mar? Não era um peixe. Então avistei no calçadão uma lata de lixo. Entre nós, areia escaldante. Pensei: ok, vamos lá. Lá se ia o caco de vidro para o lugar que me parecia o certo. Sim, os sinais. "Sim, algumas pessoas vieram ao mundo para isso. Para tirar — ainda que um pedaço apenas — do lixo do mar", uma voz dentro de mim dizia. Não importa o que aquilo queria dizer... dizia. E eu sabia que tudo estava em seu lugar.

Dizem que um grande mestre sufi falou certa vez: "Os poetas procuram mais a poesia do que o amor, mas como o amor procura a mesma coisa que eles, ambos acabam se encontrando em um mesmo deserto".

E o deserto é o lugar dos sinais. Mesmo quando o deserto é em frente ao mar.

Dizem que um grande

"os poetas procuram mais

mas como o amor pr

~~ate~~ acabam se encont

deserto."

este sufi apirmou certa vez:

a poesia que o amor,

ra a mesma coisa que e

do ambos no mesmo

Eu liquido, tu liquidas, ela liquida, nós (nos) liquidamos...

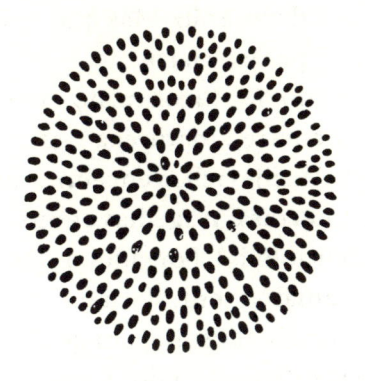

O sociólogo polonês Zygmunt Bauman chamou de "tempos líquidos" esses em que vivemos e em que sentimos que tudo que era sólido se desmanchou: utopias, ideologias, relacionamentos, amores, acordos. Eu gosto do Zyg. Era um senhor adorável e lúcido em seus cabelos brancos revoltos e seu pessimismo com os caminhos da humanidade. Na verdade, não o considero um pessimista apenas porque ele detectou a liquidez de nossas crenças e amores ou as armadilhas das redes sociais ou a falência do Estado-Nação. Acho que, por trás de tudo que ele aponta que deu errado neste mundo, está uma crença de que a humanidade pode muito mais e pode ser melhor. Ele dizia que vivemos "o colapso da confiança". Daqui, de onde eu olho, o que vejo em meu país pobremente dividido é bem próximo dessa definição. Claro que é perigoso dizer que não acreditamos nos políticos, porque é justamente aí que os lobos nos devorarão. Mas que o sistema entrou em colapso, isso parece claro.

Errar é humano. Mas insistir no erro... "Está errado usar a força contra a natureza", afirma a escritora russa Svetlana Alexijevich, vencedora do Nobel, que escreve sobre guerras e tragédias como as do acidente nuclear em Chernobyl. Lá ou aqui, no rompimento da barragem da Samarco, em Mariana, o mundo parece precisar de uma nova filosofia, em que o progresso não seja o fim que justifica estúpidos meios. Podres poderes apodrecem. E, de acordo com a lei da gravidade, caem.

Em tempos de amores líquidos, penso que o pior é a ausência que se supõe presença. Não saber que não estou lá é mais grave que eu não estar lá e ter consciência disso.

Enquanto escrevo estas linhas sem pretensão alguma de achar saída, penso que respirar é um bom começo. Tomar um chá e limpar a casa com paciência, como quem espera pelo verão.

não está mais lá.

Quando não estamos em terra firme, só **podemos** flutuar

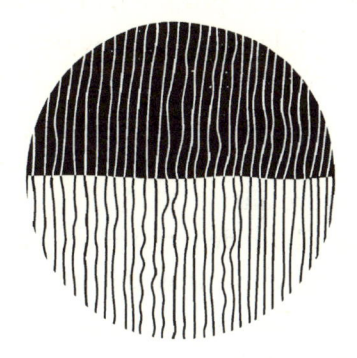

Alquimia é transformar metais inferiores em ouro. Há algo de mágico e de transcendental, portanto, nessa tensão. O chumbo é golpeado para superar a sua natureza de chumbo e se transformar em ouro.

Uma das coisas que me perguntei quando me confrontei com a ideia da morte foi: "Como eu tenho vivido?". Ok, faço o que gosto, mas eu também trabalhava mais do que aguentava de verdade, carregava algumas dores em uma espécie de bagagem de mão, me alimentava correndo e nunca estava lá de verdade, quando não havia nada a fazer. Eu vivia a síndrome da pressa. E, portanto, desconectada de mim mesma, em uma sucessão de tarefas a cumprir. Aí vem a epifania: eu percebi que o problema não era exatamente ter muitas coisas a fazer, mas pensar o tempo todo na quantidade de coisas que eu precisava fazer. Ou nunca parar de pensar.

Encarar a morte me fez renegociar com a vida, não como quem barganha, porque não se barganha com a vida. A vida já viu de tudo e não se deixa enganar. Mas entender que, quando chegar a hora de deixá-la, o importante será o quão intensamente eu vivi: meus afetos, minhas alegrias e minhas tristezas. E o quanto de minha alma sempre esteve ali.

A vida é esse álbum de retratos, essa história contada através de sorrisos, encontros, desencontros, festas, despedidas, viagens, amores, pessoas que cresceram, outras que já não estão mais lá.

Mas como explicar isso para alguém que nunca compôs um álbum de retratos, nunca revelou suas fotos, deletou os fracassos e acredita que a vida é uma tentativa estéril de representar a si mesmo com perfeição?

Estamos confundindo autoimagem com autoestima. Estes são tempos em que tudo que não somos cabe em uma *selfie*. A felicidade não é status. Não é algo que o outro precise ver. A felicidade, ela mesma, a gente só enxerga olhando para dentro. De preferência de olhos fechados.

Transformar o veneno em cura e a dor em revelação.

Eis o grande presente que uma experiência de superação pode nos oferecer. A dor exige resiliência. Qdo você para de se debater diante de algo inexplicável, você conhece outra força. Que vai te manter em pé. Aliás, penso sempre que a superação não é um ponto de chegada de onde se diz "está vendo? Eu consegui?". Mas é muito mais a decisão de olhar para uma longa estrada com fé e coragem. Sabendo que se pode chegar... ou não.

Mas sabendo que se vai inteiro, pé e coração.

Silêncio durante a tempestade

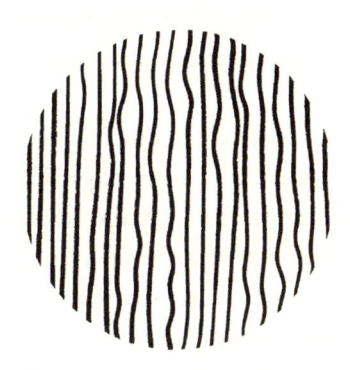

De repente, o silêncio. De repente, a solidão de um estádio vazio.

Quando você se submete a um tratamento médico que requer cuidados e uma agenda intensa, de exames e procedimentos, o isolamento é quase um caminho natural. *And it's all right.* Aproveitei todas as bênçãos deste silêncio, inicialmente perturbador, a fim de me concentrar em minha cura. Descobri que estar sozinho pode ser bom, pode ser regenerador de forças adormecidas, pode nos tornar até mais atentos a uma presença mais inteira, nossa e do outro.

A doença nos coloca em novos campos de experiência. É um difícil e intenso período de aprendizado e experiências difíceis, mas isso nos aproxima muito mais do humano em nós: depender do outro, perdoar, amar, aceitar ser amado, superar medos, conhecer e aceitar limites e, ao mesmo tempo, superá-los. Nós temos a tendência de projetar, de transportar para fora tudo o que é incômodo. O outro, o ambiente externo, de maneira geral, é sempre o culpado pelo que falta, incomoda ou dói.

Transformar o veneno em cura e a dor em revelação: eis o grande presente que uma experiência de superação pode nos oferecer. A dor exige resiliência. Quando você para de se debater diante de algo que é inexplicável, você conhece uma outra força que vai te manter de pé. Aliás, penso sempre que a superação não é um ponto de chegada, de onde se olha e diz "está vendo? Eu consegui!", mas sim a decisão de olhar para uma longa estrada com fé e coragem, sabendo que se pode chegar... ou não.

Mas sabendo que se vai inteiro, pés e coração. E é apenas o que se pode fazer.

um caco de vidro

à beira mar

El sitio de mi recreo

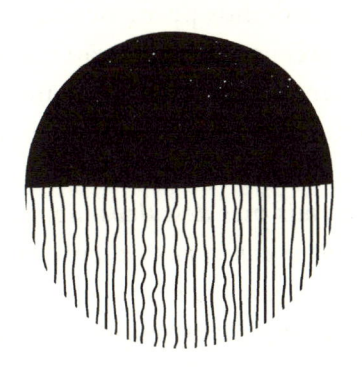

A vida, definitivamente, é um troço imprevisível, caso alguém ainda duvide. Uma coisa posso afirmar: estar diante de uma situação-limite vai te revelar todas as pessoas ao seu redor, não apenas você.

Eu tive algumas belas surpresas. Amigos que me deram presentes incríveis, inclusive e principalmente eles mesmos. Houve um que trouxe um CD com todas as canções do George Harrison gravadas. Outro me levou às lagrimas com um quadro pintado por ele mesmo. Houve um que me mandava poemas e uma moça que me enviava canções. A moça, que eu conhecia muito pouco, embora há muito tempo, decidiu que ia me dedicar uma música por dia. "Música para me dar forças para continuar focando no arco-íris", nas palavras dela.

A amizade, eu descobri, é a capacidade do gesto. Nada tem a ver com tempo nem espaço, mas com o de-dentro. Habitar-se é ser capaz de habitar o outro. Se tudo é impermanência — e tudo é impermanência, senhores e senhoras —, só podemos permanecer... no gesto. Que ele seja de compreensão, compaixão e amor. Porque se é verdade que sempre estamos, de alguma forma, sós, é também incontestável que estamos sempre a um passo de endireitar o olhar de quem sofre.

Cuando pisen mis pies descalzos/donde el sol se quedó caliente/he de andar con el paso nuevo/que se hace rumbo buscando el verso/Cuando vuelva a la sangre aquello/y de pronto quede despierto/ha de ser como flor del mundo/que trae idas desde la muerte, dizem os versos de "Canção para renascer" de Eduardo Mateo.

Uma experiência que se repete desde que tive o diagnóstico de câncer é a de pessoas — conhecidas ou não — me relatarem suas dores, fraquezas, mazelas. Como se saber disso as liberasse para não serem perfeitas nem terem vidas perfeitas. É o momento em que o "jogo do contente" para, como por mágica.

Abracadabra!

O arco-íris é logo ali.

Hoje eu decidi negociar com o universo. Enquanto passeava pela praia, pedi que, se eu piasse por aqui, se eu soucesse a doença, que fosse pra valer. Pra viver. E assim eu divagava, quando um caco de vidro se materializou na minha frente. Um caco de vidro marrom no branco da areia à beira do azul infinito do mar. Fui tomada por uma onda de espanto. Eu sempre acreditei nos sinais. Olhei ao meu redor e pensei por um instante no que fazer com aquilo. Seguir carregando até voltar? Eu não tinha bolsos. Jogar na areia? Alguém poderia se machucar. Devolver ao mar? Não era um peixe. Então avistei no calçadão uma lata de lixo. Enterrôs a areia escaldante. Pensei: "ok, vamos lá. Lá se ia o meu caco de vidro para o lugar que me parecia o certo. Sim, os sinais. "Sim, algumas pessoas vêm ao mundo pra isso. Pra tirar - ainda que um pedaço mínimo - do lixo do mar." A voz dentro de mim dizia. Não importa o que aquilo queria dizer... dizia. E eu sabia que tudo estava em seu lugar.

Desligando o relógio das horas

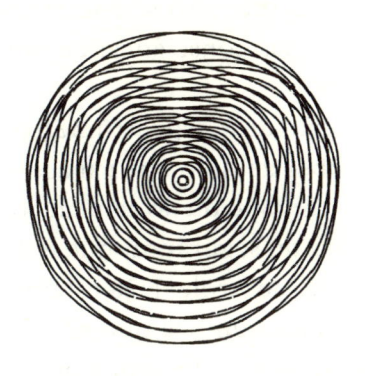

Uma das coisas que aprendi com a experiência mais difícil da minha vida foi planejar menos.

Pode parecer estranho, porque planejamento é uma palavra que associamos a algo positivo, algo que nos organiza. Mas quando o planejamento é resultado da nossa necessidade de controle, de prever o futuro, nos afasta do presente, nos gera ansiedade e isso deixa de ser bom. A gente aprende a não esperar por resultados, mas em concentrar nossa atenção nas intenções e ações que podemos ter no agora. Pode parecer muito fácil, mas não é. Nossa mente parece sempre querer nos levar um passo adiante, além do aqui. E, ao nos afastarmos do presente, nos afastamos de nossa consciência e nos enfraquecemos com repetições de padrões ou projeções.

Fazer a nossa parte, aqui e agora. É muito e é poderoso. Deixar que o universo se encarregue da colheita não é fatalismo, mas consciência de nossa verdadeira parte nesse plantio.

Aprendi a desligar o espectrômetro — nossa mania de querer saber de tudo que vai acontecer — ou de olhar sempre no relógio ou no celular, como se isso nos desse algum tipo de segurança, que é a grande ilusão de que estamos no controle. Não estamos. Mas não estar no controle não significa que não temos escolhas. A grande virada, aliás, é descobrir que é no momento presente que está a força e o discernimento para escolhermos o que achamos mais justo, melhor ou mais adequado para nós.

Expectativas, resultados, probabilidades. Nada disso nos deixa mais felizes ou aliviados. Ao contrário, nos deixa inseguros e indefesos, porque nos projeta em um grande vazio, que é o futuro. Só aqui e agora estamos salvos, na possibilidade de nos refazermos e nos reencontrarmos a cada instante.

Dei pra conversar

hamo a mim mes

que eu sou. O eu

ala chuva, não

no deserto. O eu

eclama, o que

Sobre todas as receitas e fórmulas de longe-vidade

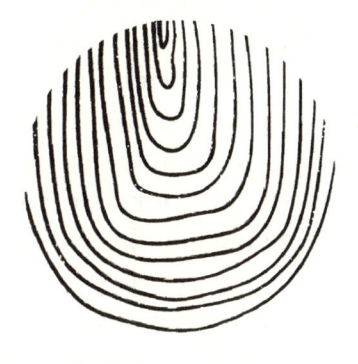

Durante o tratamento de uma doença grave, uma das mudanças mais frequentes é a busca de uma nova alimentação, mais cuidadosa e saudável. As receitas são várias e não poderíamos testar todas em uma vida inteira, que dirá em alguns meses. Mas o fato é que estamos nos intoxicando devagar, através de alimentos contaminados com hormônios ou agrotóxicos. Estamos respirando mal e comendo rapidamente nosso veneno. Estamos correndo muito e nos exercitando pouco.

Onde está a saída?

Algumas considerações sobre este conceito de vida saudável, sobre o qual muito tenho refletido e modificado em minha vida. De alimentos a pensamentos. Sim, porque é ótimo praticar uma alimentação mais natural e consciente. Mas não adianta só ingerir alimentos orgânicos e continuar produzindo pensamentos tóxicos.

Eu acho que uma mente sã cuida de seu corpo-casa com mais carinho e outro tipo de consciência. Paramos de nos "saciar" e passamos a nos nutrir.

Qualquer doença tem raízes mais profundas que só nossa alma conhece. Doenças são respostas.

O que acontece é que, ao pensarmos demais, nos afastamos dessa voz interior, que nos conhece. Ela não julga, mas sabe quando fazemos algo que agride nossa essência divina e generosa, conosco e com os outros. Por isso é mais fácil ouvir a voz do ego que, quase sempre, nos avaliza a realizar o próximo truque, com ótimas razões.

Os índios comem pouco, se banham muito e não deixam nunca de conversar com seu espírito. Não duvidam da mágica do universo e acendem a grande fogueira, em torno da qual nunca estão sós. Eis a receita que nos faz ir longe, não importa qual seja o fim do caminho.

*outubro 2016

tudo bem em não estar tudo bem

Foi isso que um amigo e parceiro me disse durante
uma conversa, uma de nossas conversas após uma
tarde de edição. Ele se referia ao que teria percebido
a partir dessa experiência de estar não apenas próximo
de alguém que enfrenta um tratamento de câncer,
mas que faz dessa narrativa um processo de elaboração
da doença. Pra ele, ficar ali sentado horas e horas
pra ver, rever e editar um material ao lado da
pessoa que vê a si mesma vivenciando uma
experiência dolorosa e transformadora tinha o
ensinado a encarar alguns de seus próprios abismos,
penso eu.

Gosto de pensar que é isso que AHO provoca nas
pessoas: inspirações pra viver uma vida mais leve, a
partir de um certo despojamento que só é possível
quando fazemos essa constatação: tudo bem em
não estar tudo Bem.

Por quê?
é uma
pergunta
interminável

É a primeira que lhe vem à mente. É difícil resistir a ela. Mas "por que comigo?", diante de qualquer tragédia em nossas vidas, é a pergunta errada.

Errada porque não há resposta que seja boa ou que nos alivie seja lá da dor que for.

Errada porque vai nos fazer andar em círculos.

Errada porque te empurra para um lugar de onde é difícil sair.

Perguntas fazem parte do processo de compreensão de qualquer coisa, de qualquer situação. Mas se pensarmos na maneira como as crianças "exercitam" essa prática ou essa maneira de descobrir o sentido das coisas, vamos observar que o que está por trás de um *por quê?* é o desejo de aprender. Quando uma tragédia nos acontece, sejamos francos, o que está por trás dessa pergunta é uma premissa de que aquilo não devia ter nos acontecido. Legítima, sim, mas da qual precisaremos sair mais cedo ou mais tarde se quisermos de fato compreender alguma coisa.

Por que uma doença grave aconteceu comigo, apesar de uma vida sob controle, exames em dia, ausência de histórico familiar etc. — é uma pergunta que eu não me fiz. Ao contrário, busquei na sua negação a grande afirmação que me acompanharia durante todo o tratamento: por que não comigo? Acontece com outras pessoas também, eu não sou melhor do que ninguém.

Então, como posso lidar com isso, sem autopiedade, mas com respeito aos meus próprios limites?

A única resposta que me ocorre é: com honestidade. Encarando a minha dor e o meu medo, sem negar nada. A cura da dor depende de encarar a dor, aceitá-la, para só então abandoná-la. Ou pelo menos abandonar a ideia de sofrimento. A dor é real; o sofrimento, uma projeção mental.

E não se engane: comparar com situações mais ou menos graves não vai lhe ajudar. Da mesma forma que não devemos subestimar a dor do outro, é melhor não superestimar a nossa. Ela existe em sua própria medida e o melhor é encará-la sem parâmetros exteriores a nós.

Há milhões de respostas possíveis, mas nenhuma delas irá, de verdade, te ajudar.

Por quê? é uma pergunta interminável.

E o deserto é o lugar dos sinais.
o deserto é um peixe ao mar.

Sobre Deus e os camelos

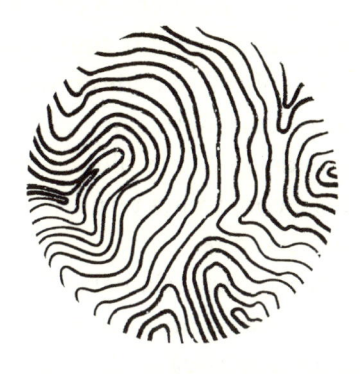

Este foi, sem sombra de dúvida, o ano mais difícil da minha vida. Se pudesse, eu não teria passado por nada do que passei. O fato de uma doença ter se transformado em uma experiência de crescimento não significa que eu teria escolhido vivê-la, ao menos conscientemente, se tivesse tido a chance de escolher. Também não vejo o "lado positivo" de uma dor. Uma dor é uma dor é uma dor.

Hoje, após receber tantas mensagens de gratidão por ter exposto a minha dor, como se isso pudesse aliviar a de mais alguém, após receber a solidariedade de pessoas que eu nem conhecia, mas que souberam respeitar ouvir e aprender com a minha experiência, percebo que ter feito "algo" para ressignificar minha experiência de fragilidade e perplexidade foi o meu caminho de cura. Uma cura mais profunda, além daquela registrada por sombras em meu esqueleto.

Nem todos os aprendizados foram fáceis. Perdi afetos, como é natural em momentos de tempestade. Não lamento. Aprendi a olhar para o amor e não confirmar sua ausência. E descobri afinidades profundas com pessoas que já amava e com outras que mal conhecia, através da capacidade delas de me olhar sem julgamentos, sem preconceitos e com muita ternura. O amor sempre quer nos abraçar. Acredite.

Se pudesse, eu não passaria pelas dores físicas nem pelas emocionais. Mas, diante de tudo o que aprendi penso que, melhor que riscá-lo do mapa, é pensar que este foi o ano em que eu renasci. O ano em que meu ipê enfim floriu. Tive ao meu lado quem eu precisava ter. Nem mais, nem menos. A vida sempre nos leva adiante se não tentamos impedir. Não há nada a que devemos nos apegar neste mundo.

Haja o que houver, estou aqui. Agora. Falando com você, cara pálida. Falando comigo mesma. Inteira em meus pedaços. Confiante no futuro que só existe porque ele acaba de começar.

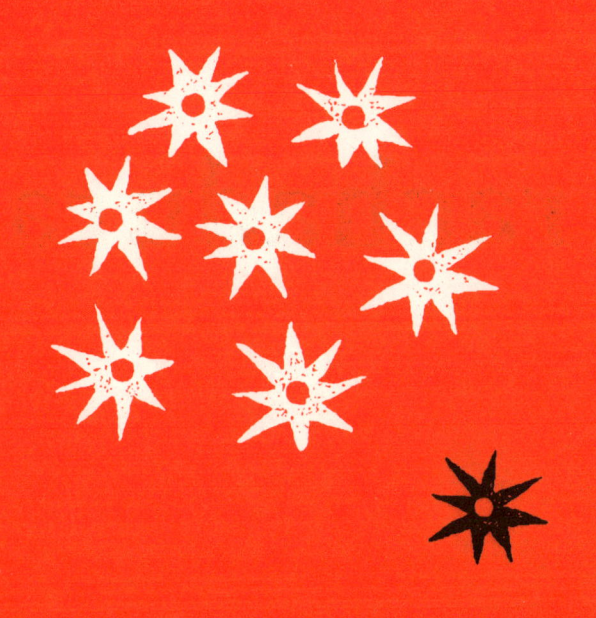

A rachadura que há em tudo

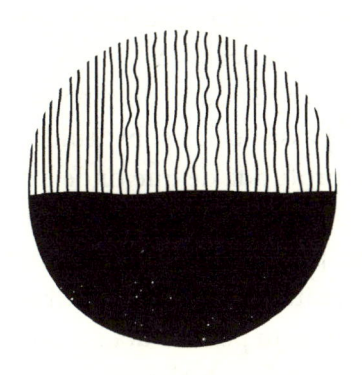

Sim, eu me sinto uma sobrevivente. Encarar a morte por mais que alguns minutos nos faz conversar com ela em outro tom. Um tom menos acusatório. A morte não é definitivamente uma figura horrenda, com a foice na mão. A finitude é uma ideia que nos amedronta apenas porque fomos ensinados a ignorá-la enquanto pudermos, apesar de sabermos que ela é certa como o dia que vem após a noite. O curioso é que acreditar ou não em vida após a morte não afeta diretamente a nossa relação com ela. Há os que, por entender que tudo que existe é isso que vemos e sabemos, se familiarizam com o grande final; e há os que se desesperam ainda mais diante dele, por não acreditar em nenhum tipo de continuidade ou recomeço. Eu, em especial, sempre acreditei nas leis naturais de nascer-viver-morrer-nascer. Sempre me pareceu óbvio. Mas entendo perfeitamente os argumentos dos não reencarnacionistas. De qualquer forma, falar da morte, teorizá-la, é bem diferente de encará-la.

Encará-la é a capacidade de olhá-la de frente, deixando o medo passar e ser substituído por uma compreensão mais profunda de que onde está a morte, está a vida. Não importa que nossa visão de mundo seja sempre excludente, para facilitar a sua compreensão racional. Como acreditavam outras culturas, cada dia tem seu ciclo e dele fazem parte o dia e a noite, assim como a hora indeterminada, no alvorecer ou no crepúsculo. Para os materialistas, é mero blábláblá. Como quem já foi — salvo experiências de quase-morte — não voltou para contar, cabe a cada um de nós achar sua compreensão da única certeza desta vida.

Do meu contato com essa experiência, com esse olhar de frente para o fim desta jornada, ficou a certeza de que só há um jeito bom de chegarmos até lá: vivendo este dia que se apresenta hoje, de preferência como uma benção. Um dia em que coisas boas hão de acontecer. Um dia em que você dará algo de bom a alguém, mas também um dia em que você se abrirá para receber algo de bom. Parece simples, mas muitos de nós estão trancados, simplesmente.

Parece-me um bom jeito de viver até que a vida — ou esta vida — chegue ao seu fim. Tenho uma clara certeza de que, sendo assim, quando isso acontecer, a paz e uma certa curiosidade, mais do que o medo, é o que eu vou sentir.

De preprêucia de olhos pchados

Eu costuro a morte no pé como a sombra de Peter Pan

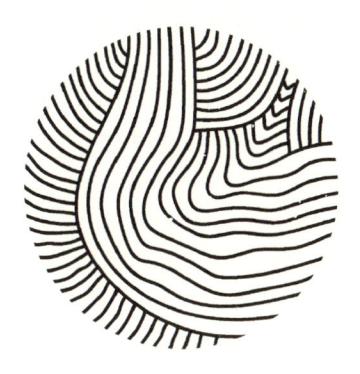

Todos nós estamos morrendo. Essa é a única "verdade", ou, tirando as aspas, verdade aparente. A pergunta que então se impõe é: "estamos vivendo?".

Enquanto todos morremos, seja ao envelhecer, adoecer ou mesmo crescer, estamos também vivendo, ou apenas adiando essa plenitude da existência para um dia qualquer, lá na frente, quando tivermos tempo, dinheiro, um novo amor, ou estivermos naquele lugar, naquela casa...

Ser capaz de responder a essa pergunta pode mudar a maneira como encaramos a morte. Porque, se vivemos o que nos cabe viver aqui e agora, isso se transforma em um exercício poderoso da presença e nos torna alertas para a importância de vivermos o que temos para viver. Sem autoengano, sem mentir para ninguém. E, ao viver, ao ter convicção de que estamos vivendo, deixamos de temer a morte. Sabemos que, quando for chegada a hora, teremos cumprido nossa jornada, teremos vivido nossos afetos e sonhos.

O medo não é fruto do desconhecido, como nos acostumamos a pensar, mas daquilo que nos recusamos a ver, às vezes por uma vida inteira. A morte se converte, assim, em uma espécie de fantasma, ou entidade que nos rouba a vida, um rosto que preferimos não ver.

Mas se pensarmos na morte como algo que caminha lado a lado com a vida, ela passa a ser uma presença familiar. Isso não depende de crenças religiosas, apenas de uma profunda aceitação do mistério, ou seja, do que não sabemos nem saberemos, pelo menos não intelectualmente.

Há clareza, mas não comprovações para tudo o que importa nesta vida. Certezas não nos fazem necessariamente pessoas melhores, ao contrário do que costumamos pensar. Pensar também não é solução para tudo.

Penso que viver é a única solução.

Transformar o veneno em cura e a dor em revelação.

Eis o grande presente que uma experiência de superação pode nos oferecer. A dor exige resiliência. Qdo você para de se debater diante de algo inexplicável, você conhec outra força. Que vai te manter em pé. Aliás, pen sempre que a superação não é um ponto de chega de onde se diz "está vendo? Eu consegui?". Mas é mui mais a decisão de olhar para uma longa estrada c pé e coragem. Sabendo que se pode chegar... ou não

Mas sabendo que se vai inteiro, pé e coração.

Silêncio
e
música

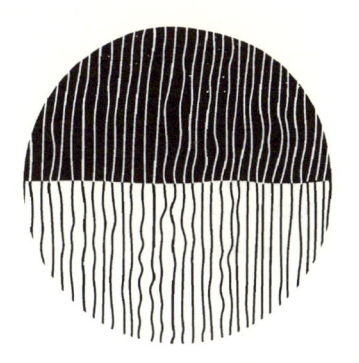

No último episódio da websérie AHO, encontro o pintor Carlos Bracher, homem de rara sensibilidade, em um capítulo de delicada poesia. É um episódio de escuta. Após discorrer a respeito da minha experiência nos capítulos anteriores, em diferentes perspectivas, nesse episódio final eu sou a que ouve. Como se, para poder ouvir, eu tivesse que ter percorrido um longo caminho. Percorrido minhas indagações para descobrir que há paz no silêncio. Um caminho que me faz não apenas chegar até o outro, mas abrir meu coração ao outro a fim de apreender o outro. Apreender é aprender com calma.

Ao chegarmos em seu ateliê, confesso que não sabia o que iria acontecer. Tínhamos conversado ao telefone, eu tinha contado a ele sobre a série e sobre meu desejo de gravar nosso encontro. Lembro-me de explicar muito pouco, além do meu objetivo, de tentar mostrar que é possível olhar para a experiência do câncer de maneira menos estigmatizada e mais humana. Ele topou prontamente e disse que faria meu retrato. Por um instante pensei na ironia daquela cena: eu tendo a mim mesma eternizada por um dos maiores artistas deste país justamente no período em que a minha própria imagem parecia tão distante de mim, desse *eu* que a gente vai construindo.

Só vi o retrato quando ele já estava pronto. E me emocionei ao ver como Bracher tinha me enxergado, em toda a minha tristeza e em toda a minha esperança. Mais que isso: através do olhar dele eu pude aceitar essa tristeza e receber essa esperança. Ali, a vida imitava a arte e eu podia experimentar, através do meu próprio retrato, desse novo *eu* revelado pelo outro, a possibilidade não apenas da superação daquela dor, mas de sua transcendência. Por alguns minutos — revelados pelas sensíveis câmeras do Pablo e do Gustavo — eu era aquelas tintas, eu era aqueles pincéis, eu era as montanhas daquela paisagem que entrava pela janela do ateliê. Eu era Bracher, assim como todos naquela sala eram eu. E essa unidade revelava para mim o sentimento de religiosidade mais profunda que eu já havia experimentado.

Bracher divaga sobre a música e o silêncio, analogia livre que faço entre vida e morte. Ouvi-lo é fácil, porque sua fala é profunda e comovente, suave e erudita ao mesmo tempo.

Ao falar do silêncio e da música, e ao falar de Bach, compositor que "compreendeu Deus e o silêncio", Bracher fala da nossa possibilidade de transcendência. A mesma que eu vivi ali, diante daquele artista capaz de sentir e transcrever a minha essência.

Mas, antes disso, houve um homem que abriu aquela enorme porta para mim com seu coração. Um gesto ancestral e sagrado, grandioso e, também, ao alcance de todos nós.

Essa foi uma das coisas que a experiência com o câncer me ensinou: que o mundo que me interessa é o das largas portas abertas.

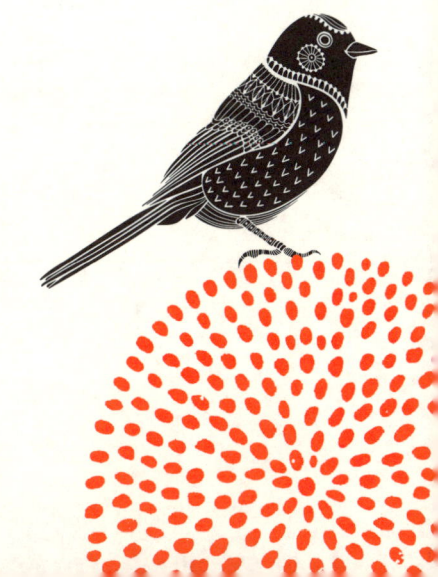

Através do espelho

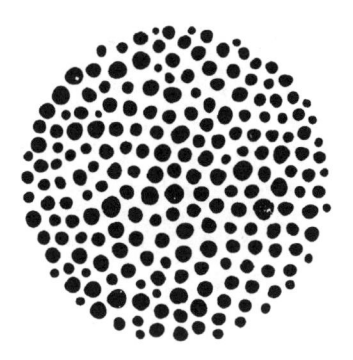

E se me fosse dada a chance de ver, antes de tudo, como tudo seria?

Se eu visse que, para me transformar na pessoa que eu desejava ser, eu teria que passar pelo fogo? E se eu tivesse medo do fogo, da dor em todas as camadas da minha pele e recusasse a dor? E se eu tivesse aceitado a dor, mas duvidado da minha força para suportá-la?

E se o tempo me dissesse que esse era o acordo com minha alma, que os dois traziam juntos a tempestade e o sol, destruíam abrigos e molhavam a terra para depois aquecê-la e que, na dúvida, sempre se comunicavam comigo através de sonhos e sinais?

E se eu tivesse visto o deserto e temesse a sede, o sol inclemente, a falta de abrigo e me recusasse a atravessá-lo?

E se eu não tivesse esquecido que a morte caminha sempre ao lado do tempo, teria sido outra a vida?

Eu não sei. Mas a vida sempre sabe.

Tudo

bem

em

não

estar

tudo

bem

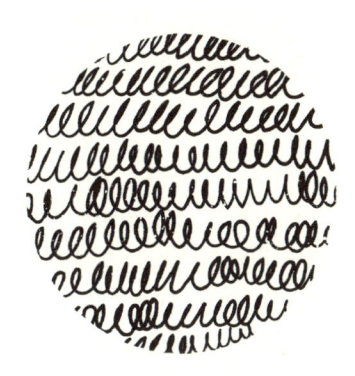

Repito: tudo bem em não estar tudo bem. Foi isso o que um amigo e parceiro me disse durante uma conversa que tivemos logo após terminar uma edição da websérie. Ele se referia ao que teria apreendido dessa experiência de estar não apenas próximo de alguém que enfrenta um tratamento de câncer, mas de alguém que faz dessa narrativa um processo de elaboração da doença. Para ele, ficar ali — sentado horas e horas para ver, rever e editar um material ao lado da pessoa que vê a si mesma vivenciando uma experiência dolorosa e transformadora — o havia ensinado a encarar alguns de seus próprios abismos.

Gosto de pensar que é isso que a série e este livro provocam nas pessoas: inspiração para viver uma vida mais leve, a partir de um certo despojamento que apenas é possível quando fazemos essa constatação: tudo bem em não estar tudo bem. A gente não precisa ter uma vida perfeita, a gente não precisa esconder nossas fraquezas ou negar nossos medos, apenas reconhecê-los e, quem sabe, acalmá-los. Até para — um dia — superá-los.

Certa vez, no início do tratamento, uma amiga me visitou, trouxe um bolo e uma cara de enorme preocupação, e me disse, quase em lágrimas: "Eu não queria estar na sua pele". Aquilo me deixou bastante sentida, me fez pensar que minha situação era pior do que eu mesma queria aceitar. Com o tempo percebi que essa incrível incapacidade de lidar com essas questões é o que faz muitas pessoas se afastarem de alguém com sérios problemas. No caso do câncer, há o agravante de um martírio que ninguém quer ver, em um jogo especular que lembra o tempo todo que o outro sou eu.

Durante o meu longo tratamento, não me isolei, nunca pedi a ninguém que me deixasse sozinha, mas não aceitei as formalidades e fui deixando aproximar apenas as pessoas que queriam se aproximar. Hoje percebo que, quanto mais eu entregava esse movimento ao universo, mais ele me devolvia companhias amenas e que me faziam sorrir. Aos poucos, fui percebendo que o fluxo que se formava ao meu redor era de pessoas e energias amorosas.

Eu não precisava de "contato social", mas de contato. Contato requer tato, toque na pele do outro.

Não fiz desse diagnóstico uma sentença de morte, mas uma reflexão sobre a vida. E aprendi enormemente sobre compaixão, humildade e profundidade.

Mas, claro, sempre podemos estar neste mundo para não ser quem podemos ser. Para isso, basta não sentir. Sentir é compreender quem somos e essa é a única maneira de conseguirmos compreender o outro.

A escolha é nossa.

Si
bene
vales

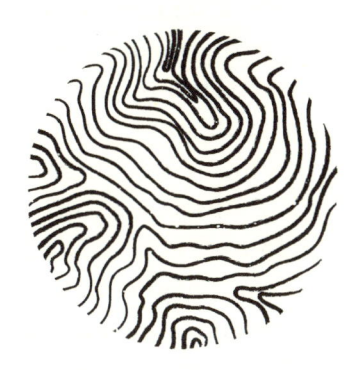

Si *bene vales, valeo* era uma maneira dos romanos se cumprimentarem. Significa: se você está bem, estou também. Uma ideia bem distante dos nossos valores atuais, pautados pelo individualismo e por uma ideia de bem-estar quase sempre sinônimo de "se cuidar", dar a si mesmo conforto, como quem se presenteia.

Felicidade, em nossos tempos, nada tem a ver com a felicidade do outro, e isso não é apenas triste, mas equivocado. Não há felicidade solitária. Precisamos sempre do outro, mesmo que isso seja reduzido a alguém que curte nossas fotos ou *posts* em tempos de solidão compartilhada em redes sociais. Mas também precisamos do outro para nos vermos melhor, para crescer, para evoluir. Precisamos do outro para rir das nossas piadas, para nos consolar, nos ensinar. Ou para ter alguém a quem ensinar alguma coisa. A vida não faz sentido sem o outro. Então, por que vivemos uma vida inteira a olhar para nós mesmos, achando que a dor do outro nada tem a ver conosco ou que suas vitórias e alegrias não são dignas de nota como as nossas? Claro que há o extremo oposto: aquele que vive através do outro, seja ele um conhecido ou alguém a quem ele apenas admira e em quem se projeta. Mas isso não é empatia. Empatia é a capacidade de sentir com o outro ou pelo outro.

Ser feliz pode ser um negócio muito simples, não fosse o excesso de demandas que existem para nos confundir. E para nos levar "adiante". Mas quem chegou lá, no lugar das metas, não encontrou felicidade nenhuma, talvez uma satisfação imediata. E depois muito provavelmente um vazio que a gente finge que não vê. Afinal, se sacrificou tanto para chegar ali. Tem que ter valido a pena! Mas nunca vale, se é a vida que ficou pelo caminho. E junto dela, nossos afetos e nossos sonhos. Sonho, aliás, é uma palavrinha vilipendiada... porque nada tem a ver com coisas que podemos comprar ou conseguir, mas com uma motivação profunda, aquilo que nos conduz em um nível essencial.

Quando a gente descobre que está no caminho dos nossos sonhos, tudo adquire sentido. E, com um pouco de concentração, a felicidade já está lá.

No mais, só peço saúde para gozar no final! E alguns amigos de verdade com quem eu possa dar risadas, cantar umas músicas italianas e me apoiar quando a vida sacolejar muito.

"One day at a time is all we do/ One day at a time is good for you", diz aquela canção do John.

mesma por dois

u que atravesse

io pra que ja p

e que mais so

agradece o

ainda que ai

A
sede
dos
peixes

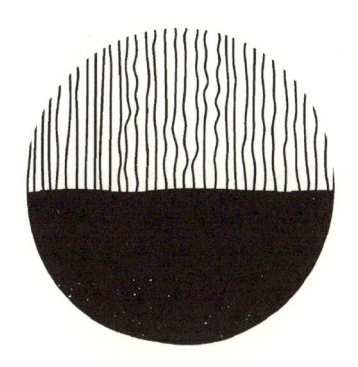

Só por hoje, não julgue. O oposto da arrogância, que expande nossa capacidade de julgar, é a generosidade. Hoje o mundo se divide para mim em dois hemisférios: o das pessoas generosas e o das sovinas, aquelas avarentas de afeto e compreensão. Quero fazer parte do primeiro, no sentido de ser cada vez mais uma habitante deste planeta, o planeta empatia.

Perdoar — capacidade de pedir ou oferecer perdão — é uma das atitudes mais libertadoras que podemos ter.

Mas perdoar não significa esquecer. Aquilo que antes gerava sofrimento, vira uma outra coisa. Uma compreensão se estabelece e somos capazes de olhar além da dor e do nosso vício de estarmos sempre certos, distantes da capacidade de escuta.

Se a vida nos trouxe até aqui, eu me encontro em um lugar de suspensão. Sim, estou viva, talvez mais que antes, mas também conscientemente diante do grande mistério. O que virá? Diante do grande mistério, não há ilusões, mas sonhos. E a necessidade vital de vivê-los, de ser, de transcender. De estar aqui verdadeiramente para mim e para o outro.

Aliás, a vida já tem muitos embates. Nossos afetos devem nos trazer paz e inspiração. Poesia para seguir.

Eu estou no meio do rio. Só que não espero mais que ninguém me salve.

"os poetas pro

a poesia

curam mais

que o amor,

A beleza das coisas sem nome

Quero dedicar um capítulo deste livro a um tema muito delicado e que, invariavelmente, estava em pauta em quase todas as entrevistas que dei a respeito da minha experiência com o diagnóstico de câncer.

Quero falar disso sem julgamentos, mas com um forte posicionamento que me custou muita dor e horas de terapia. O tratamento de câncer nos coloca diante de uma peculiaridade: a perda de uma imagem e de uma autoimagem. O problema é que esse é um peso que normalmente só recai sobre as mulheres. Ninguém espera que um homem "sofra" com a perda dos cabelos ou dos cílios, mas essa é uma questão recorrente apresentada às mulheres. E aqui acho que isso não é apenas uma questão estética associada ao feminino, mas, também, uma cobrança social de um padrão que nem sequer questionamos. Sofri muito com a perda dos meus cabelos. E mais: com a perda de uma imagem, inclusive profissional, construída durante anos. Mas foi apenas ao perder os cabelos que percebi que não era ali que eu me enfraquecia. Era na aceitação de um olhar de estranhamento ou piedade do outro. Recusar esse olhar me fez mais forte. Descobrir que sou mais que a minha imagem me fez mais livre.

O que quero dizer é que, embora eu reconheça o impacto de todas as perdas físicas e emocionais que o tratamento impõe, enfrentar essas perdas é apenas a ponta do iceberg e não deve ser tão problematizado. E não me parece justo associar o câncer à questão da autoestima como um tema essencialmente feminino. Penso que a força dos grupos de apoio que promovem eventos de "beleza" para as mulheres está muito mais na possibilidade de troca e compartilhamento de experiências do que na absorção de dicas para se "permanecer bonita mesmo durante a quimioterapia". Essa não deveria ser uma preocupação em tempo nenhum de nossa vida, mas definitivamente não deveria ser quando se está lutando pela própria vida.

Lenços, perucas, chapéus... usá-los não é o problema, se isso te fizer sentir melhor. Mas o problema é que, quase sempre, o que fazemos é esconder uma cabeça sem cabelos por receio do duro olhar do outro. E isso tem efeitos profundos em nós. Não ser refém desse olhar, eis o caminho para nos olharmos além de padrões, além dos nossos medos e descobrirmos a beleza da coragem e da dignidade, em nada sujeitas às intempéries do tempo e da vida ou de valores culturais que nos são impostos.

Quando os meus cabelos voltaram a crescer, uma parte de mim nasceu de novo. E o sentimento de saúde era tão forte que me fazia sorrir ao olhar no espelho. E quando as pessoas me diziam que os cabelos — agora grisalhos e curtos — me caíam bem, eu experimentei, talvez pela primeira vez na vida, uma sensação de não me importar com aquelas opiniões, embora soubesse que eram palavras de gentileza. Mas eu tinha aprendido a minha lição: o outro é apenas espelho do que eu mesma sou capaz de enxergar.

Sobre sonhos e cupins

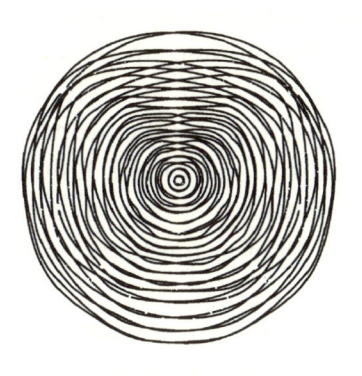

Confesso que levei meses para assistir a "Aquarius", filme brasileiro lançado em 2016, ano do meu tratamento. Longe das redações, a noção de "prioridade" vai aos poucos mudando de maneira curiosa. A pressa em ver o que todos precisam ver vai sendo substituída por um olhar menos ansioso e, por vezes, retroativo. Um olhar que busca rever para redimensionar.

Enfim, por razões óbvias, eu evitava aquele filme de que todos os meus amigos pareciam gostar: Clara, a protagonista do filme, interpretada por Sônia Braga, era uma jornalista da área de cultura, que escrevia sobre música e que havia enfrentado um câncer de mama. Eram "coincidências" demais para mim. Além disso, este é o argumento do filme: Clara era uma mulher forte e lutadora, que encarava também sozinha os bichos escrotos da especulação imobiliária que tentavam persuadi-la a abandonar o apartamento em que vivia, na orla do Recife, com todo tipo de baixas artimanhas. Encarar a Clara era encarar alguém muito perto de mim, muito perto da minha própria experiência (o jornalismo, a música, o câncer). E eu tinha medo de, através da dor de Clara, entrar em contato com a minha própria dor de alguma forma que eu ainda não tivesse encarado.

Assisti ao filme em casa, com a possibilidade de pará-lo a qualquer momento, sem necessidade alguma de explicar nada a ninguém, nem a mim mesma. Sobre algumas cenas eu já tinha ouvido falar e, talvez por isso, ou por serem mais "óbvias" para quem enfrenta um tratamento de câncer, não me comoveram muito. A cena em que ela tira a blusa e revela a cirurgia, o seio retirado, por exemplo. Mas foi a cena final, que não vou explicar aqui, ou seria um spoiler, aquela que destampou tudo... uma catarse violenta, que me levou às lagrimas descontroladamente. Da mesma forma que a cena da nudez não tenha me emocionado nem chocado, talvez a cena final não seja tão frontal para quem nunca passou pela experiência do câncer. Ou a cena em que Clara é entrevistada por uma jornalista muito jovem e despreparada e tenta se comunicar, mesmo sabendo que isso é impossível. A outra está a milhas e milhas de distância, movida por um tipo de (des)interesse incontornável e a ausência de uma escuta que não permite o diálogo ou, neste caso, a entrevista.

Curiosa, a vida. Um amigo, também jornalista, depois de assistir à websérie (AHO), semanas antes tinha escrito um texto no qual me comparava à Clara, personagem de "Aquarius". Esse texto fez com que a Sônia Braga assistisse à série e delicadamente me convidasse para ser sua "amiga" nas redes sociais. Em seu texto, meu amigo terminava dizendo, lindamente: "a diferença é que a Daniella nós podemos abraçar". Aquilo me fez ver a única fronteira que interessa entre a ficção e a realidade.

Podemos criar narrativas próprias para reescrever trechos da nossa biografia, podemos até reinventar a nossa história... mas não podemos renunciar à única coisa que nos torna imensamente humanos. É preciso bater, bater, até que a porta aqui dentro se abra. Ou viveremos como vigias de um prédio abandonado.

A mulher
que
saiu do
mar

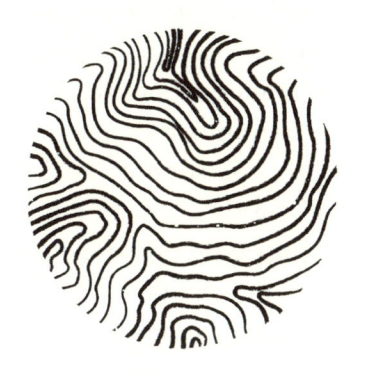

Em minhas palestras, conto uma passagem que foi, literalmente, um divisor de águas no meu período de tratamento. Durante a quimioterapia, já completamente sem cabelos, decidi viajar com minha família para a praia, entre uma sessão e outra. Viajei de chapéu e, quando cheguei ao hotel, já à noite, coloquei a peruca que eu tinha comprado há pouco tempo e que levava na mala. Pareceu-me o mais "seguro".

A verdade é que eu não sabia muito bem como me comportar naquele ambiente novo, que fugia à minha rotina de exames, tratamento e tarefas domésticas, como ir ao supermercado ou ao banco. No dia seguinte, fomos à praia. Desci de chapéu, sem peruca, e, para minha própria surpresa, fiquei paralisada ao tentar tirar o chapéu na praia. De repente eu sentia como se toda a praia fosse me olhar e julgar aquela "nudez". Minha filha de 10 anos me olhava. Eu queria ser corajosa, por mim e por ela, para mostrar na prática tudo o que eu dizia para ela: que devemos ser nós mesmos, que não devemos nos preocupar com o julgamento que os outros fazem de nós quando sabemos que fizemos o nosso melhor, e que somos muito mais que nossos medos. Ali, naquela praia, eu era a personificação do medo. Respirei fundo, me sentei, disse a ela — que me chamava para entrar no mar — que eu precisava me preparar. Não sei quanto tempo fiquei ali sentada, de chapéu. Pareceu-me uma vida. Então, quando senti força de novo em minhas pernas, me levantei, tirei o chapéu e caminhei em direção ao mar, sem dizer nada. Não olhei para trás. Não queria saber se as pessoas me olhavam. Apenas entrei no mar, e só então me virei.

Ninguém me olhava. Ninguém. Ali, entre todas aquelas pessoas, ninguém me encarou. Talvez alguns tenham olhado atrás de óculos escuros, talvez tenham me admirado. Talvez tenham se lembrado de alguém querido que também adoeceu e me desejado saúde. Então, após olhar aquela praia — repentino oásis em meu deserto — me virei e mergulhei.

E nunca mais fui a mesma ao sair daquele mar.

...rmar o veneno em cura e a dor em revelação.

...de presente que uma experiência de superação ...precer. A dor exige resiliência. Qdo você para ...ter diante de algo inexplicável, você conhece ...ça. Que vai te manter em pé. Aliás, penso ...que a superação não é um ponto de chegada, ...diz "está vendo? Eu consegui!". Mas é muito ...decisão de olhar para uma longa estrada com ...u. Sabendo que se pode chegar... ou não. ...bendo que se vai inteiro, pé e coração.

A falta que mora nos excessos

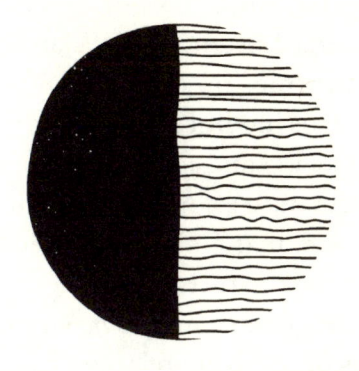

Sempre que há excesso em nossas vidas, alguma coisa está em falta.

Isso vale para coisas materiais e imateriais.

Quantos segundos você perde por minuto? Pode parecer nada, mas quantos minutos você perde em uma hora e, assim por diante, quantos anos você perde em sua vida? Aí a conta parece ficar mais cara, não é?

No mundo inteiro, há várias filosofias que resgatam o valor do essencial. Minimalistas, zen-budistas, naturalistas. Cada um com foco em um tipo de objetivo, mas todas, me parece, insistindo na necessidade de uma transformação interior que nos reconecte com o valor do essencial em nossas vidas, em nosso entorno, em nossas relações. Porque até nas relações estamos nos perdendo nos supérfluos: convivências desnecessárias, conflitos que poderíamos descartar se apenas exercitássemos nossa empatia.

Um adoecimento, uma grande perda emocional ou mesmo financeira, situações que nos colocam diante de uma "auditoria existencial" revelam a importância de nos concentrarmos no essencial. E por isso mudamos. Conseguimos modificar em nossas vidas, em uma espécie de epifania, o que a maioria de nós só consegue após muita disciplina e esforço. Acumular menos é consumir menos, sim, mas é também aprender a eliminar os excessos de toda natureza: os emocionais, que nos atrasam e pesam, assim como esvaziar nossa mente de conceitos e preconceitos em relação a tudo e todos. Essa "faxina" que fazemos fora de nós, descartando coisas de que não precisamos realmente, em busca de uma vida mais simples, é a mesma que devemos fazer dentro de nós. Mas para isso precisamos entender que todo excesso guarda em si uma falta que, quase sempre, nada tem a ver com aquilo que consumimos ou achamos que precisamos ter. Essa falta quase sempre está relacionada a uma insatisfação profunda e à ausência de sentido que sentimos em nossas vidas. Posso garantir a você: não há consumismo nem "problematização" que resista a um trabalho voluntário que gere alegria ou conforto para outras pessoas. É daquelas coisas que só aprendemos na prática, impossíveis de entender na teoria.

Não dá para vivermos em uma espécie de bunker emocional, estocando para tempos futuros. Esperando por bombas. O melhor é ir lá fora, respirar profundamente e entender que a guerra acabou.

A menos que ela exista neste exato momento, não há guerra lá fora.

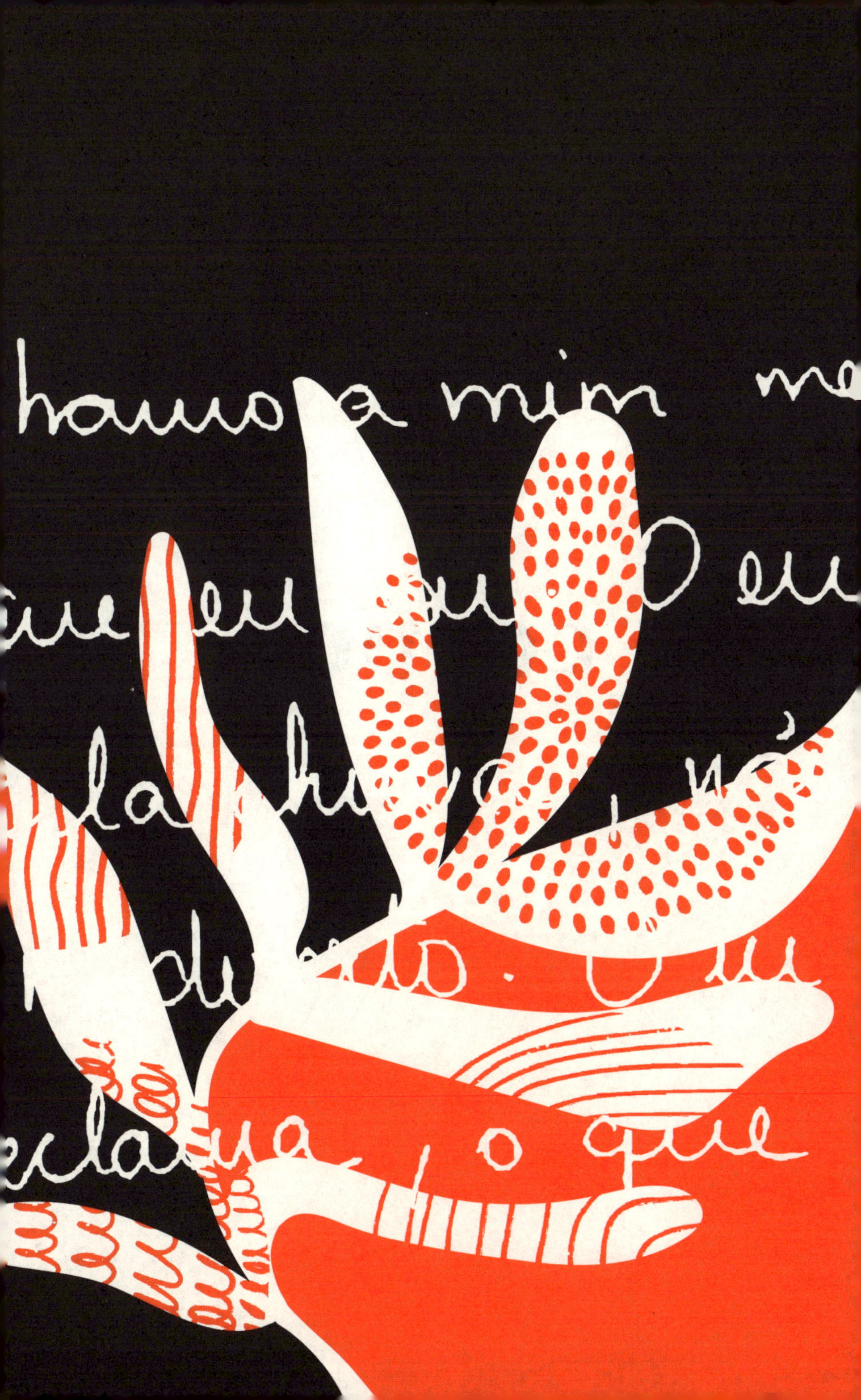
hamo a mim
eclava, o que

Meu corpo minha casa

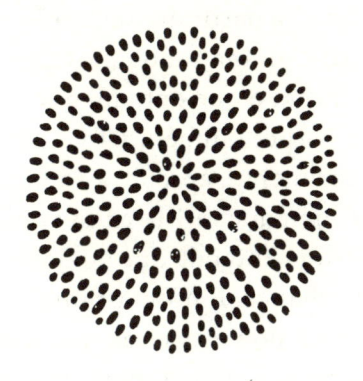

Quantas vezes na vida você elogiou seu corpo? Não me refiro a constatações narcisistas baseadas em padrões impostos, mas a um verdadeiro sentimento de conexão e respeito por essa estrutura que te sustenta desde que você nasceu.

Confundimos o tempo todo saúde com o preenchimento de uma ficha "padrão estético", que o mundo lá fora convencionou chamar de "beleza". Saúde não é sinônimo de atingir um manequim literalmente feito de silicone e exposto nas vitrines. Gente come, gente sorri, gente sofre, gente se ilumina a partir da vida lá fora, além do espelho.

Nunca fui dada a preocupações excessivas com dietas ou padrões, graças a uma mãe que nunca me incentivou a buscar valores em um espelho. Que me valorizava por comportamentos, não por determinada aparência. Adjetivos como linda ou feia, magra ou gorda, atraente ou sem graça não eram motivos de destaque na minha infância. Mas foi só a partir do momento em que a vida me fez olhar para minha saúde, portanto para o meu corpo, com atenção, é que entendi que, se eu não desprezava o meu corpo, também não o amava como devia. Com o adoecimento, aprendi a admirar meu corpo. Este corpo que luta, que resiste a um bombardeamento químico; corpo que entende que eu quero viver; corpo que me dá uma chance. E nós passamos a vida toda reclamando desse corpo incansável, que trabalha sempre a nosso favor, mesmo quando pensamos o contrário.

Acordar esse corpo sutil que nos conecta ao corpo físico é o primeiro passo para qualquer cura emocional. Nessa conexão, está uma importante chave para se encontrar uma saúde que não segue padrões estéticos, mas nos faz querer movimento e nos torna alertas para a importância de cuidar desta casa como ela cuida de nós. O resto é mera decoração.

que um álbum

nunca compôs

de relatos.

A palavra câncer

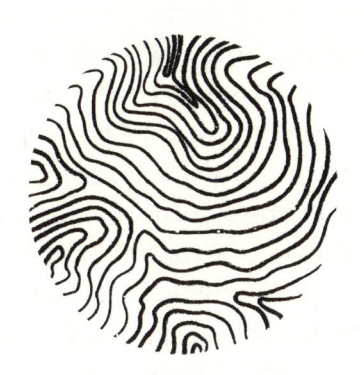

Lembra daquelas brincadeiras que a gente fazia quando era criança e ficava repetindo uma palavra até que ela perdesse o sentido? Batata, batata, batata, batata... até que batata não significasse mais batata, mas fosse apenas uma reunião de letras que poderia significar café ou roda gigante.

Fazer isso com a palavra "câncer" é surpreendentemente terapêutico. No início pode parecer estranho ou mesmo grotesco, porque a palavra é repleta de sensações que preferimos repelir. Mas é justamente a repetição, como em um jogo infantil, que a esvazia desse sentido negativo, maligno e, de repente, ela não nos amedronta mais. Acho que este livro tem essa proposta. De, através do confronto com a palavra e com a doença, nos aliviar da bagagem "maligna" que a ideia do câncer traz consigo: tratamento, condenação, morte... sofrimento, enfim. Acredito piamente que esse "esvaziamento", não do sofrimento, mas da ideia que temos dele, nos deixa mais serenos e, portanto, mais fortes, para tudo o que precisaremos encarar a partir desse diagnóstico.

O que eu aprendi com o câncer é que, afinal, não se trata apenas de vencer a doença. Mas de não colocar mais comida estragada na geladeira. E abrir gavetas interiores, nos reconectar ao nosso corpo e à nossa alma, de uma maneira que a vida em si mesma ganhe ou resgate um sentido mais profundo, totalmente concentrado no momento presente. Quando chegamos ali, nesse lugar onde sempre estivemos sem perceber, curiosamente o medo da morte se esvai.

Entendemos que estamos sempre prontos quando vivemos cada dia como um ciclo, assim como a vida, de nascer e morrer. Onde a única direção que faz sentido é o amor que nos mostra.

O contrário de doença não é saúde, mas o amor em um sentido mais profundo, do amor que ama sem nome. A doença é apenas um chamado para que restabeleçamos nosso equilíbrio e, nesse sentido, ela está completamente conectada com a saúde.

Câncer, câncer, câncer... repita sem medo, até que a palavra signifique o que você quiser, o que a sua criança interior escolher.

Ela sempre tem razão.

Mas sabendo que se vai
inteiro, pé e coração.

Minha lista das pequenas grandes coisas da vida para não mais deixar de viver

Respirar;

Mergulhar na água (fria) depois de uma caminhada;

Cozinhar e comer com calma;

Viajar para lugares que lhe trazem boas lembranças, mas sobretudo para aqueles que lhe inspirem novos ares e movimentos em sua vida;

Uma tarde à toa com pessoas queridas, sem estar no meio de dois compromissos;

O sabor de um bom vinho harmonizado com amor e amizade;

Não guardar o que você sente. E dizê-lo, se possível, sempre com palavras amenas;

Deixar ecoar em você a risada de um filho ou de uma criança;

Cheiro de vento e terra molhada depois da chuva;

O prazer de ouvir uma bela canção pela primeira vez;

A chance de ser gentil com alguém;

Pensar que, se não há um problema exatamente neste momento, não há nenhum. O que há são especulações de um futuro que não existe ou dores que ficaram para trás;

Acordar e seu primeiro pensamento ser de que este será um bom dia e agradecer pela vida.

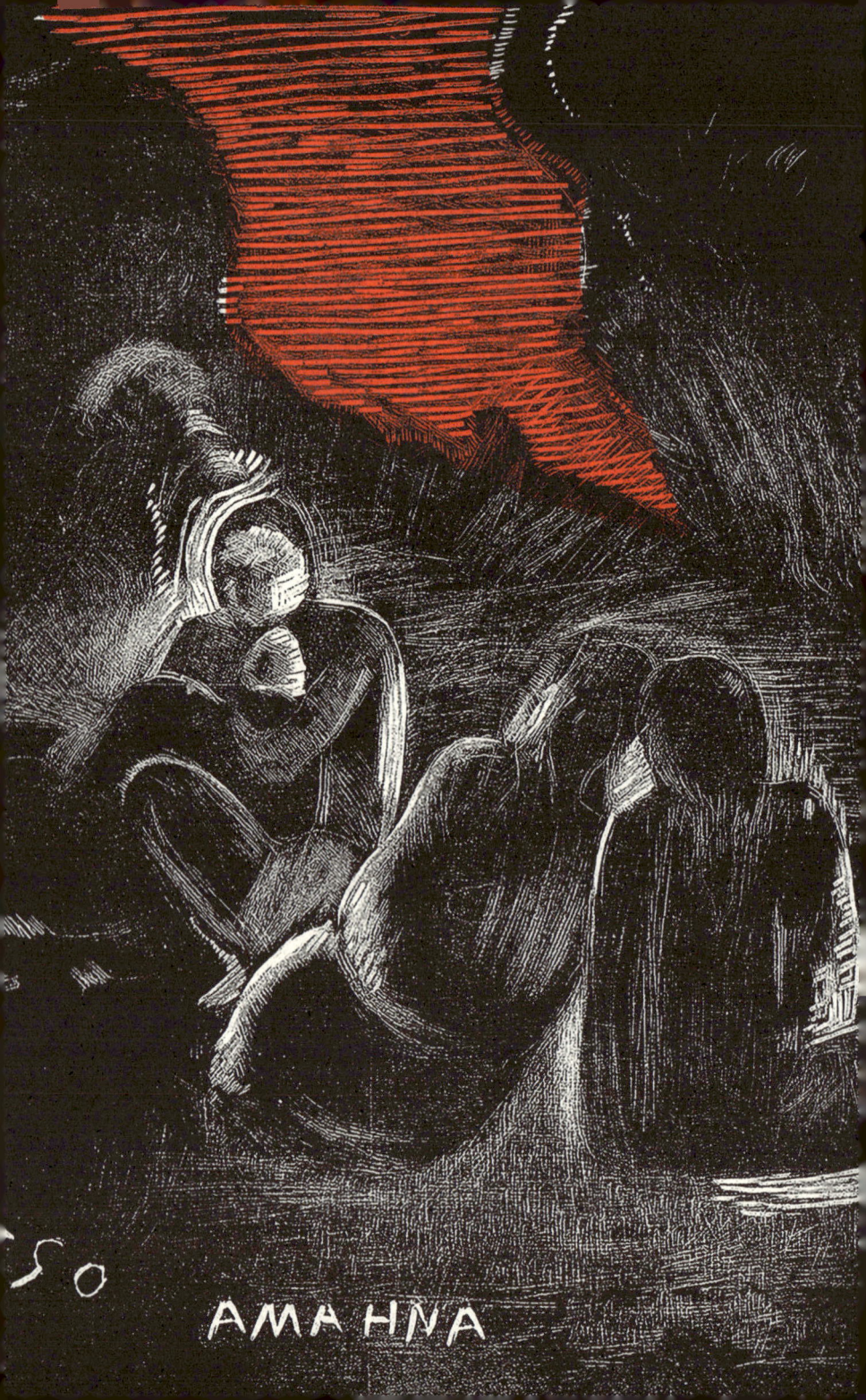

AMA HNA

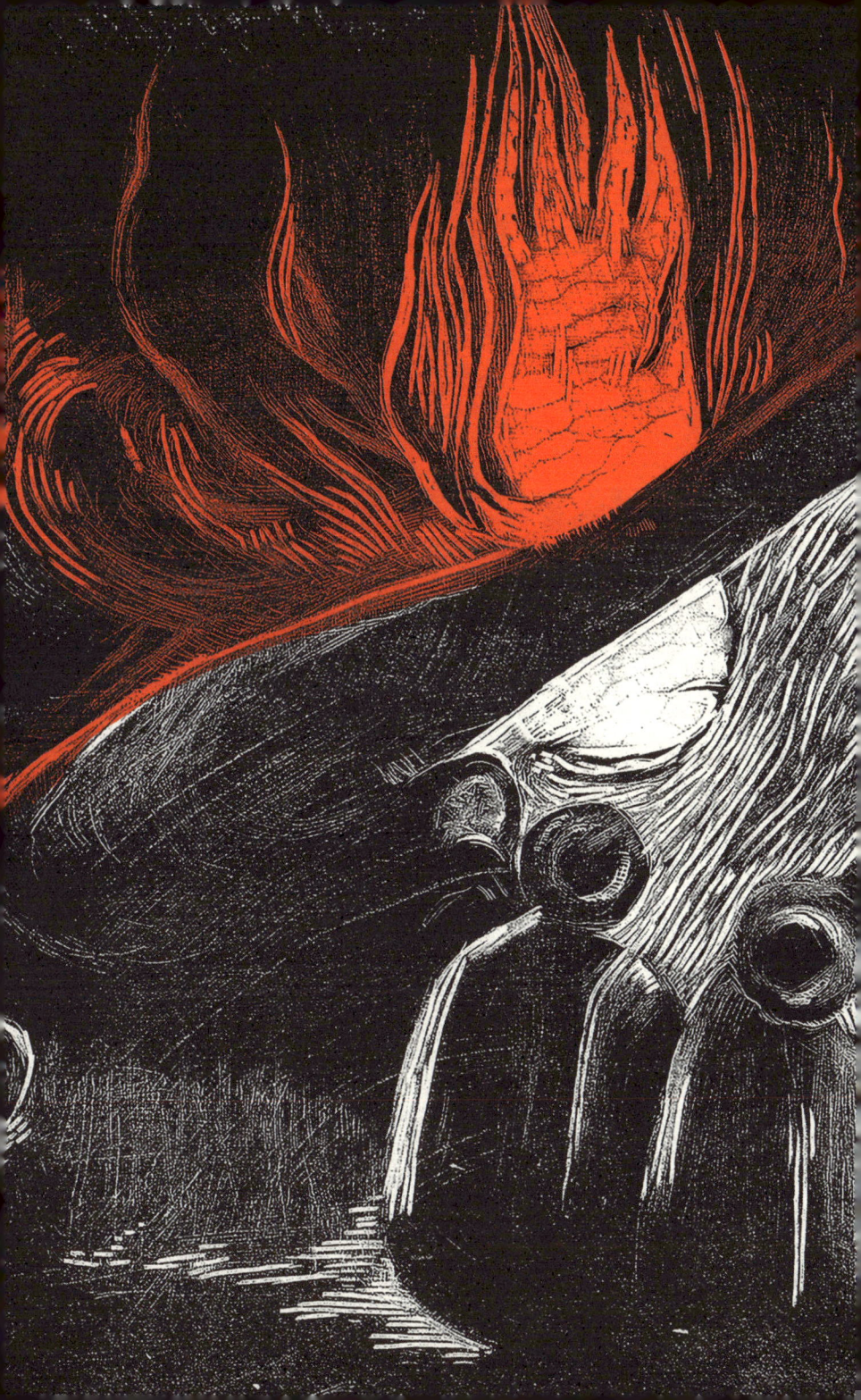

Posfácio

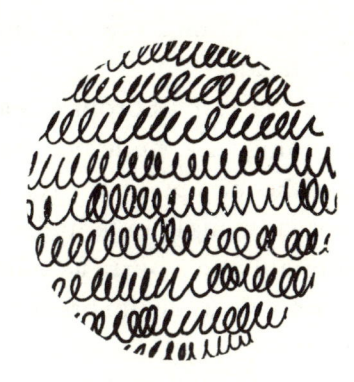

Ainda que uma autorreflexão sobre a própria existência aconteça de maneira extremada, nada indica e garante, no entanto, que tal procedimento fique totalmente esgotado e, sobretudo, que o resultado seja distinto do *status quo* antecessor.

A palavra pode cair cativa da função enganadora da fala, fixando, cristalizando e replicando, na inércia imaginária, estigmas históricos, com suas miragens e dogmas, em uma escassa liberdade, agrilhoada no passado simples daquilo que foi, que já não é, e que tampouco será.

Todavia, muito mais que o mero relato de pormenores isolados e descontínuos de uma psicologia, retida na somatória das ressonâncias das experiências, algumas narrativas autobiográficas, faladas ou redigidas, descolando-se das cativações egocêntricas, abrem-se para o laço onde constituímos um dos seus elos, enquanto objetos da linguagem e da função da fala, que ultrapassam o falante, sempre falado.

"Podemos criar narrativas próprias para reescrever trechos da nossa biografia, podemos até reinventar a nossa história... Mas não podemos renunciar à única coisa que nos torna imensamente humanos. É preciso bater, bater, bater até que a porta aqui dentro se abra. Ou viveremos como vigias de um prédio abandonado", afirma Daniella.

Seguindo essa via, como atesta seu generoso testemunho singular, torna-se possível a emergência de uma nova presença, separada da relação trágica com o mundo e com seus dramas que teimam em se repetir.

A raiz do sofrimento passa então a ser assumida em uma recomposição, a partir da qual os elementos de desconforto transformam-se em um propulsor para lidarmos com a feliz surpresa de novas descobertas e com a liberdade em sua maior expressão.

Stélio Lage Alves é
psiquiatra e psicanalista.

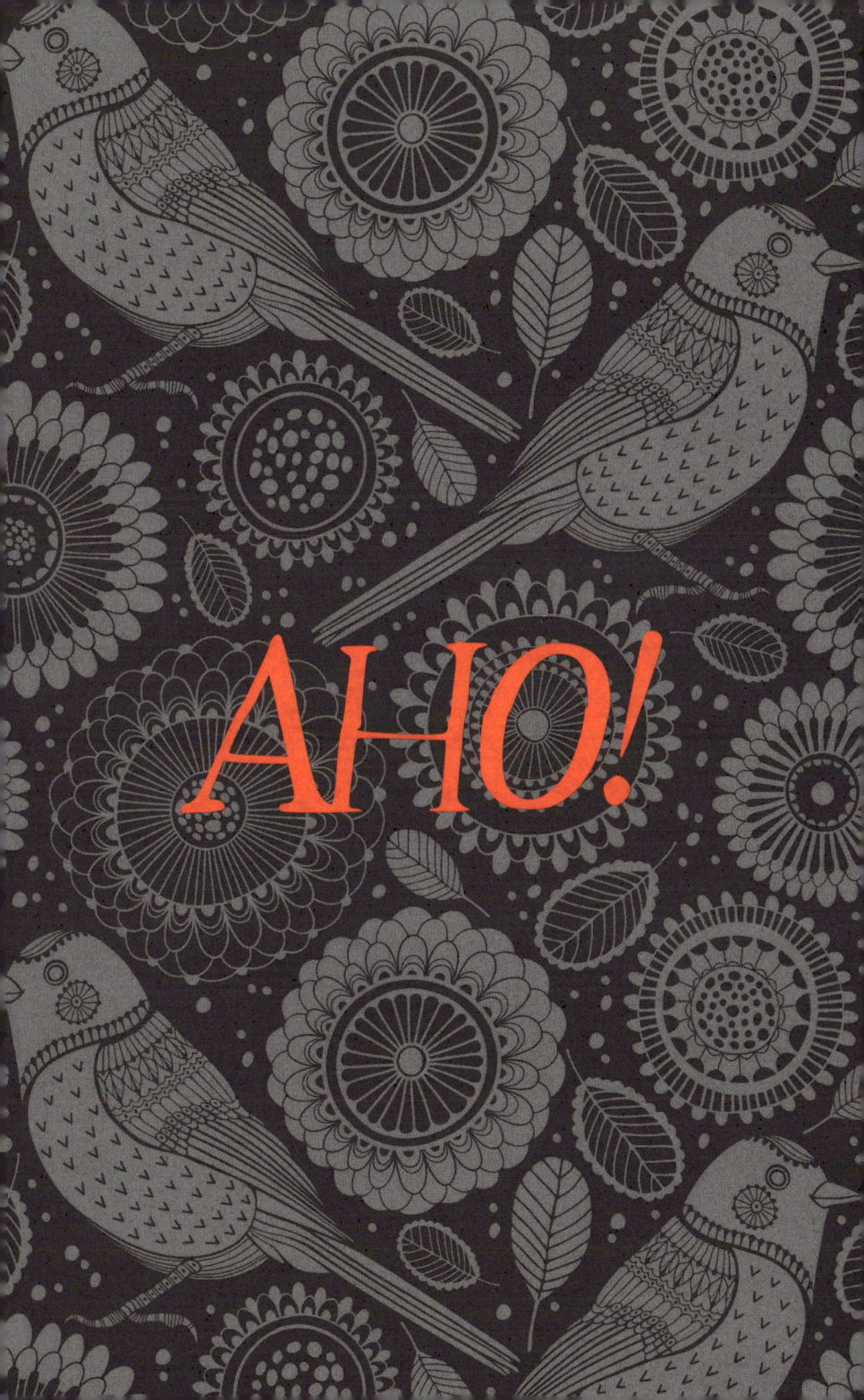

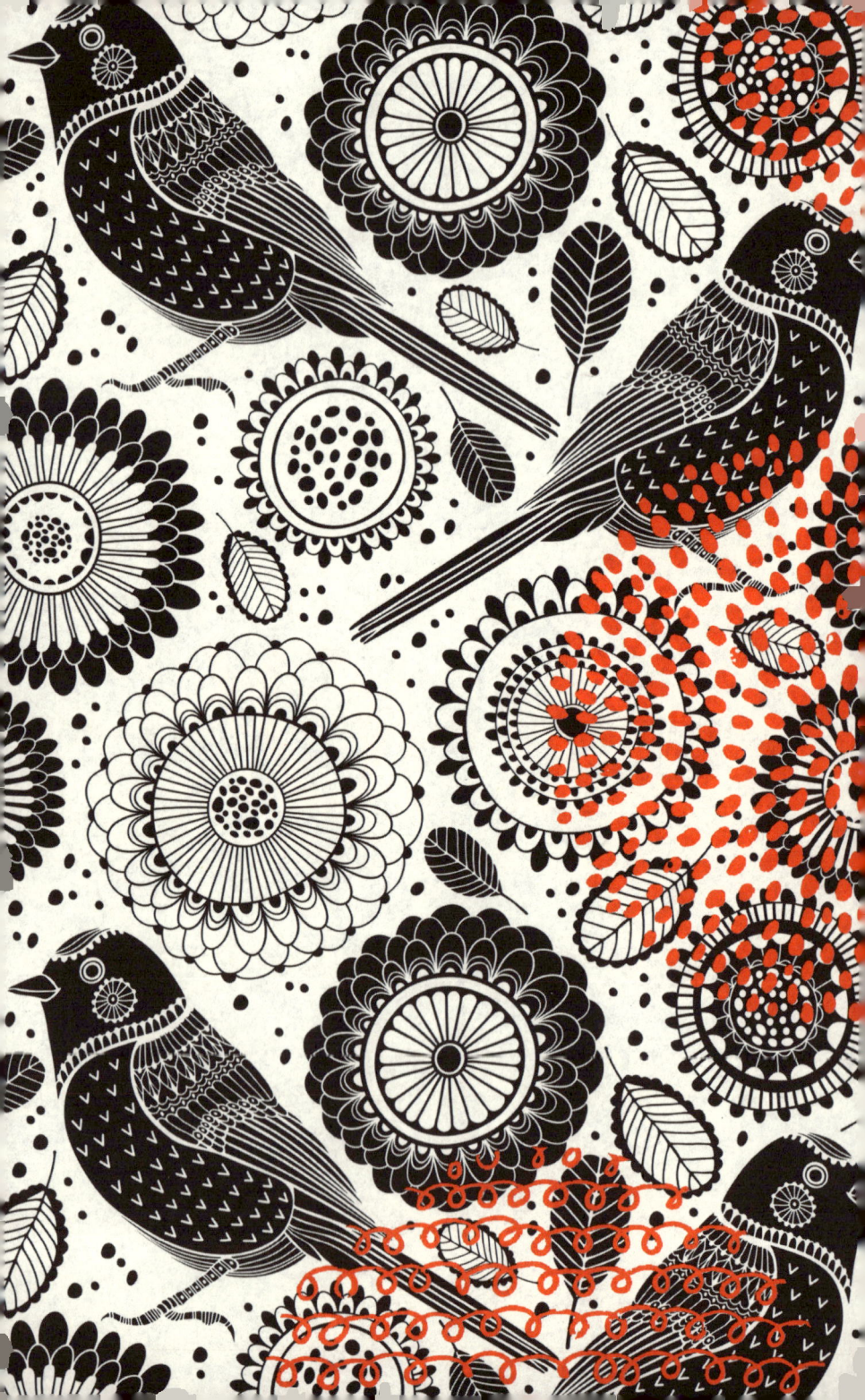

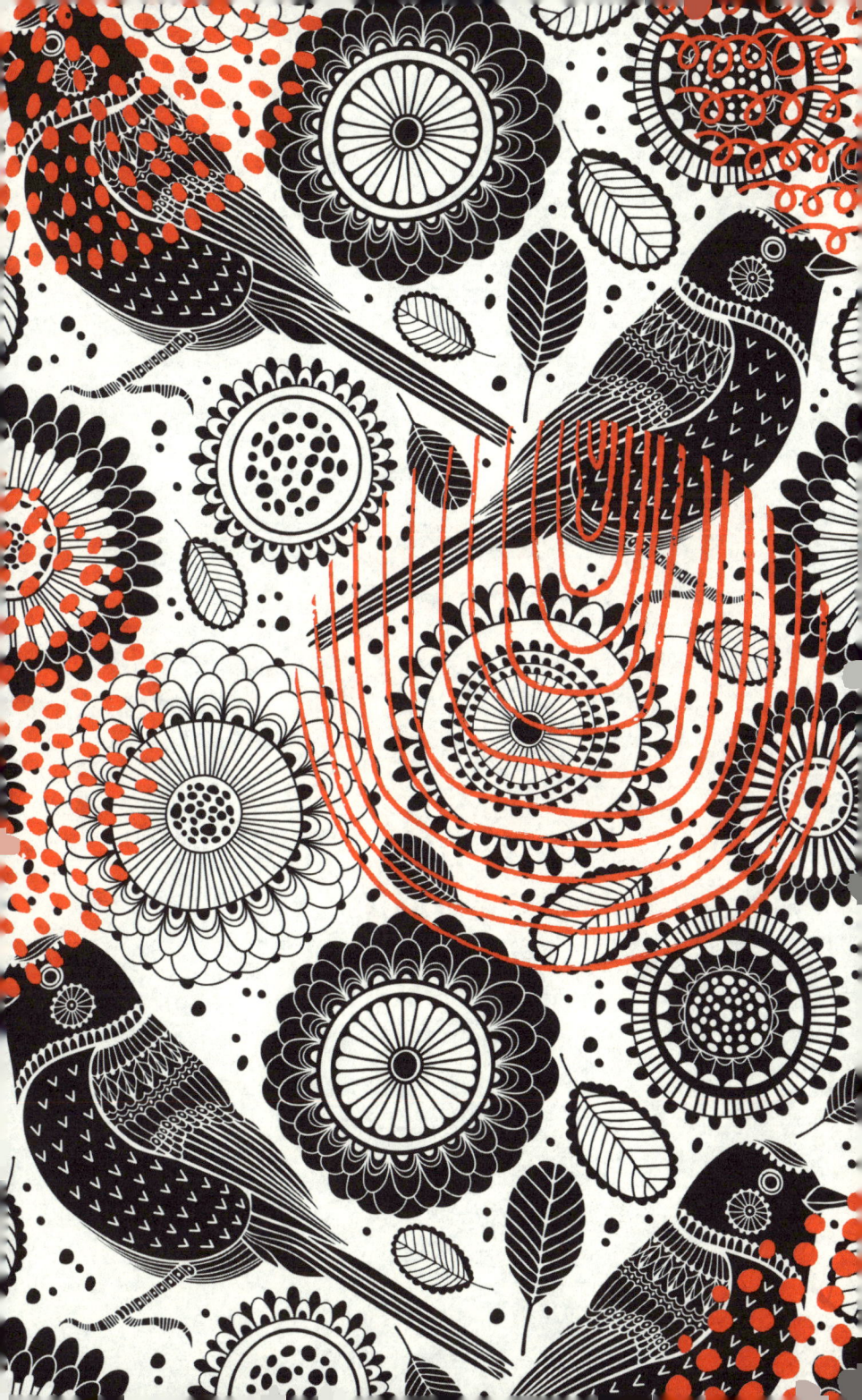

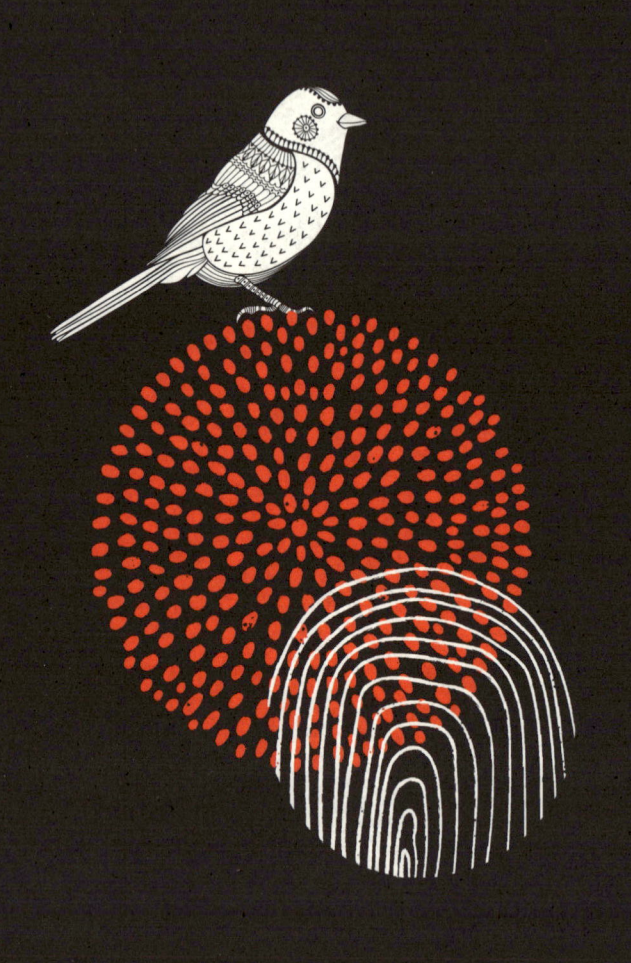

Gratidão

Este livro só existe graças ao apoio e à energia de algumas pessoas.

Ao Mia Couto pelo iluminado texto da quarta capa desta edição, e por ser inspiração para fazer da minha voz, essa escrita.

Ao Marcus Leskovsek, por todo amor e dedicação, dia a dia, e por crer nestas palavras mesmo antes de lê-las.

Ao Roberto Porto Fonseca, primeiro a incentivar esta publicação, oncologista que me ensinou que podemos sair mais fortes e mais humanos desta jornada.

Ao Marcel Souto Maior, pelo incentivo decisivo para colocar este livro no mundo, por todas as pacientes leituras e pelo generoso texto que o apresenta.

Ao Stélio Lage, psicanalista que me ajudou a encontrar um caminho são em meio a todos os abismos que encarei e autor do posfácio deste livro.

Ao Alencar Fráguas Perdigão, pelo quintal de sol e livros.

A Paul Gauguin, pelas poderosas imagens repletas de força ancestral que compõem esta edição cheia de AHO.

Agradeço à minha família pelo esteio incondicional durante o período em que este livro foi escrito. À minha mãe Ivone Zouain Zupo, força inspiradora; ao meu irmão Renato Zouain Zupo, por sua presença e otimismo infalíveis, e a Terezinha "Nenen" Martins Silva, minha fiel escudeira.

Ao meu pai, Renato Zupo (in memoriam) pelo amor à palavra, para sempre em mim.

Minha gratidão e amor a cada um de vocês, amigos de perto e de longe, que fizeram a diferença nesta jornada.

"Todos nós, uma parte do Grande Mistério."

AHO!

Mas sabendo que se

inteiro , já e cora c

não estão mais lá

zum que um grande mes

os poetas procuram mais a

como o autor procura

se encontra

ui

Dizem que um grande mestre sufi afirmou certa vez:
"os poetas procuram mais a poesia que o amor,
mas como o amor procura a mesma coisa que e
sufi afirmou encontram ambos no mesmo
deserto."

a que o amor,

＊ outubro

a mesma coisa que e
tudo, bem em não estar tudo bem
ambos no mesmo

é isso que um amigo e parceiro me
a conversa, uma de nossas conversas a
de de edição. Ele se referia ao que tr
ter dessa experiência de estar não ap
alguém que enfrenta em totalmente
que faz dessa narrativa um processo a
douça. Pra ele, ficar ali sentado hoar

de meste sufi afirmar certa vez;

nais a poesia que o amor,

procura a mesma coisa que

outrando ambos no mesmo

Dizem qu
os poetas
mas com
acab
deserto:

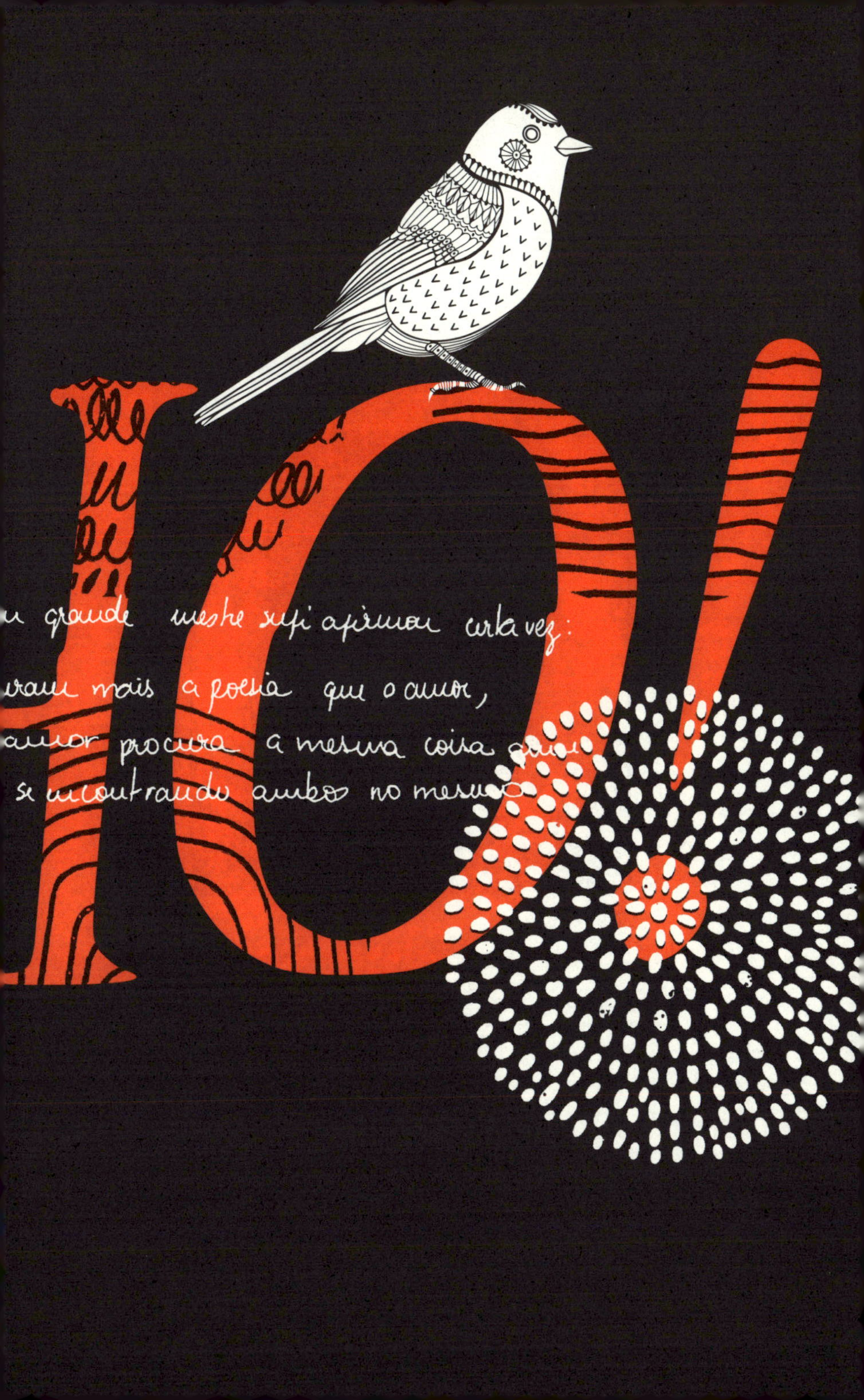
u grande mestre sufi afirmou certa vez:
ravam mais a poesia que o amor,
amor procura a mesma coisa que
se encontrando ambos no mesmo

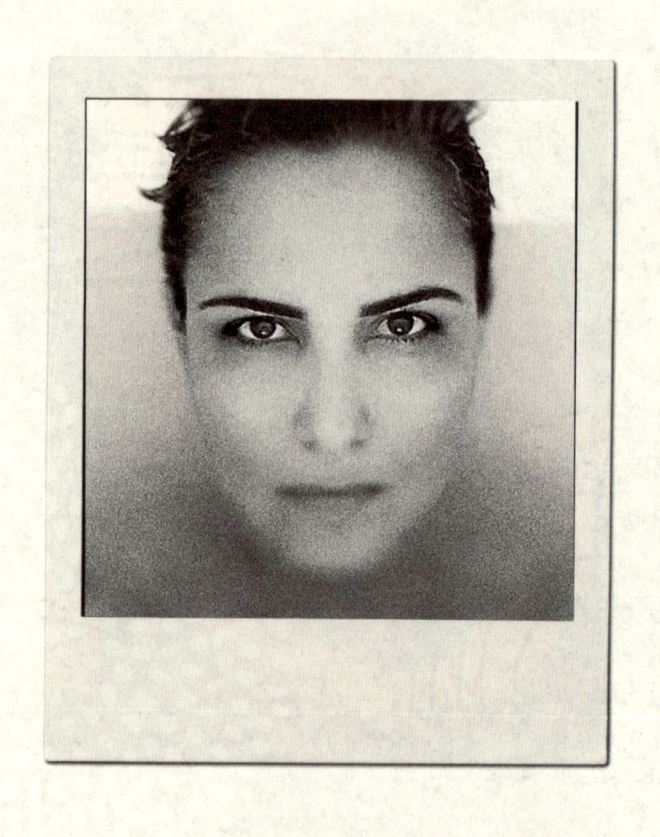

u grande mestre sufi afirmou certa vez:
eram mais a poesia que o amor,
amor procura a mesma coisa ...
se encontrando ambos no mesmo...

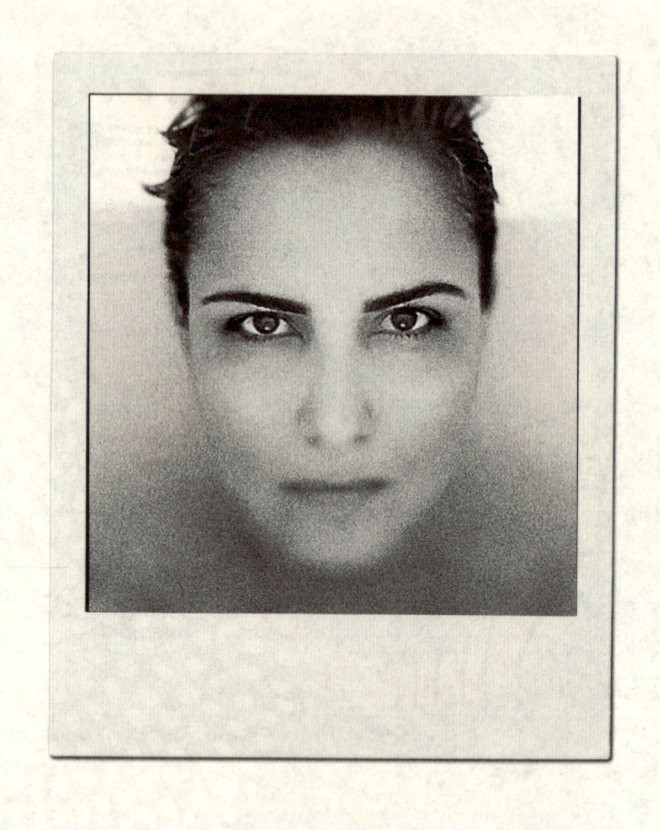

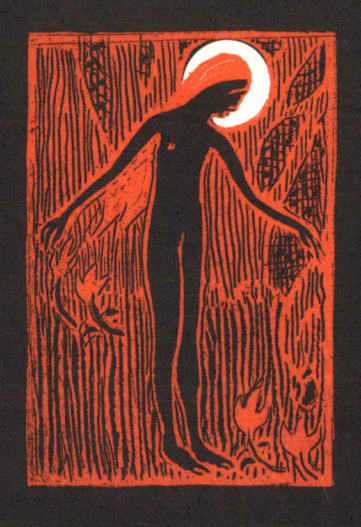

DANIELLA ZUPO é jornalista, escritora e documentarista. Com mais de duas décadas de uma bem-sucedida carreira em redações de rádio e TV, trabalhou como repórter, apresentadora, correspondente internacional e editora de cultura. É diretora e roteirista da websérie *Amanhã Hoje é Ontem* (2016), primeira do gênero no Brasil a retratar a experiência com o diagnóstico e tratamento de um câncer de mama. Agora, o diário desta travessia transborda para as páginas deste livro em uma comovente e contundente homenagem à vida. *AHO! — Amanhã Hoje é Ontem* marca a sua estreia na literatura. Saiba mais em daniellazupo.com

"Ontem, hoje era amanhã.
E amanhã, hoje será ontem.
Então despeça-se do velho,
abrace o novo."

George Harrison,
Ding Dong, Ding Dong

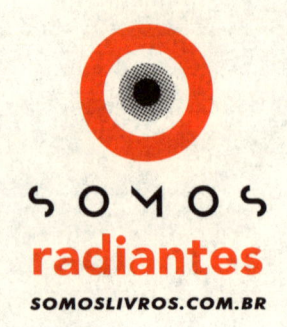

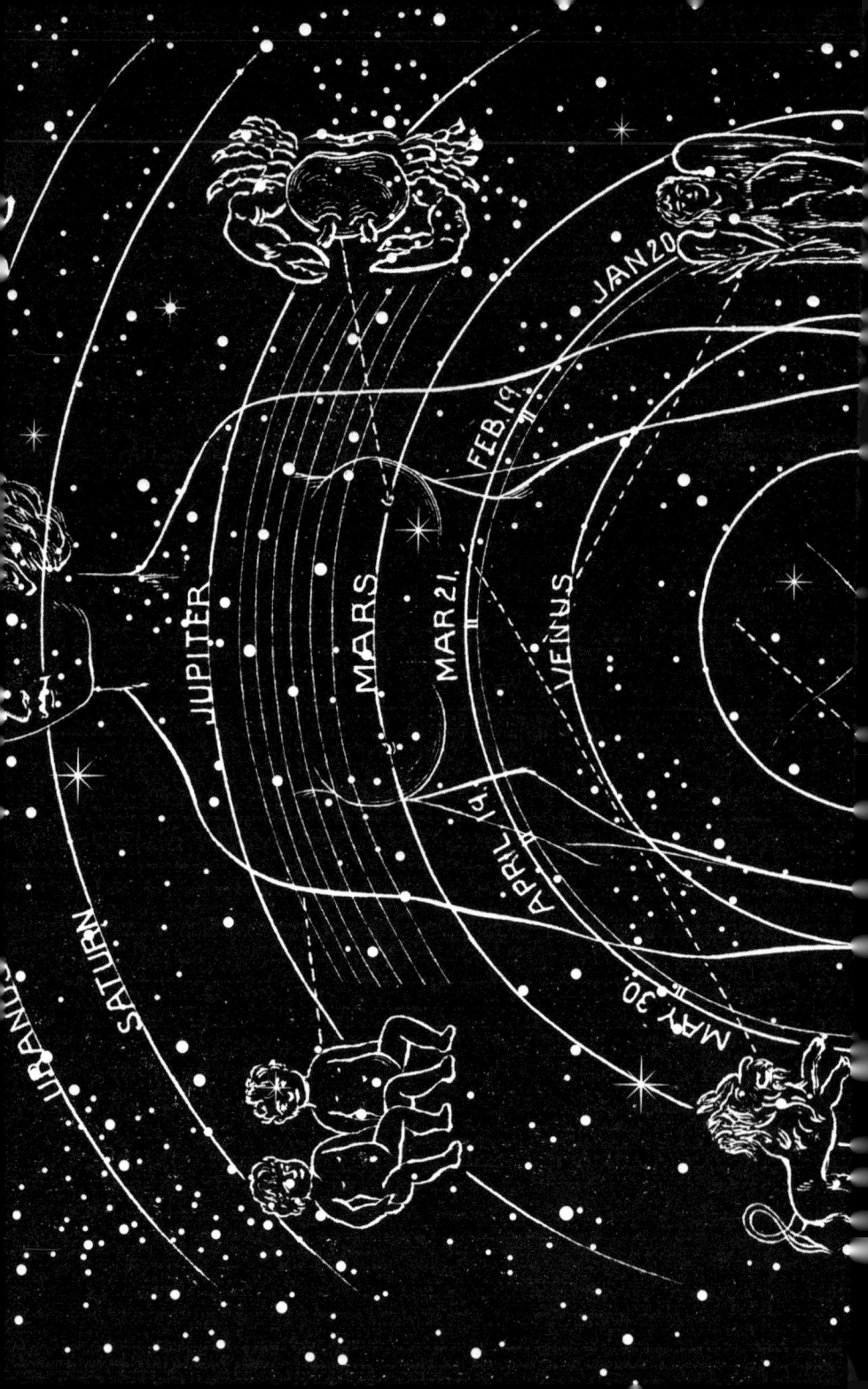